Je mange quoi... QUAND JE SUIS ENCEINTE

FIRST Editions

À toute mon équipe de diététiciennes qui travaille avec enthousiasme :
***Isabelle Cauët**, **Delphine Michel** et **Lucie Picaud**.*

Remerciements de la styliste
*Merci à **Ressouce** pour leurs jolies couleurs et leurs conseils avisés.*

ISBN : 978-2-7540-8483-3
Dépôt légal : avril 2016
Imprimé en Slovénie
Direction éditoriale : Aurélie Starckmann
Mise en page et couverture : Antartik
Préparation de copie : Christine Cameau
Photographies des recettes : Betül Balkan
Stylisme des recettes : Judith Clavel
Photographie de couverture (femme enceinte) : © iStock

Éditions First, un département d'Édi8
12, avenue d'Italie
75 013 Paris – France
Tél. : 01 44 16 09 00
Fax : 01 44 16 09 01
E-mail : firstinfo@efirst.com

Site internet : www.editionsfirst.fr

Dr Jean-Michel **COHEN**

Je mange quoi… QUAND JE SUIS ENCEINTE

FIRST Editions

SOMMAIRE

GUIDE PRATIQUE

INTRODUCTION

Vous êtes enceinte. Vous voilà assaillie de conseils, que ce soit de votre famille, de vos amis, mais aussi par la multitude d'informations que vous recevez chaque jour. Alors, quand on vous dit de manger varié et équilibré pour couvrir à la fois vos besoins nutritionnels mais aussi ceux de votre futur bébé, vous vous sentez un peu perdue. Comment se repérer dans les aliments à favoriser et ceux à éviter, voire à éliminer ? Qu'en est-il de l'apport calorique pendant la grossesse ? Peut-on faire un régime quand on est enceinte ? Comment gérer les fringales, les nausées et autres petits tracas ?

Oui, la grossesse nécessite une alimentation équilibrée, saine et variée. Car **une bonne alimentation vous permettra à la fois de couvrir vos besoins nutritionnels, mais aussi de favoriser la croissance harmonieuse de votre bébé.** C'est pourquoi ce guide a pour vocation, non pas de restreindre votre alimentation sous risque de carence alimentaire pour vous comme pour votre bébé, mais de vous conseiller une alimentation adaptée à vos besoins de femme enceinte. Et cela nécessite de détailler comment choisir vos aliments, vos menus et vos repas sans que cela devienne un vrai casse-tête. Ce qui se conçoit bien s'énonce clairement. Prendre du poids pendant la grossesse est normal et nécessaire. Il ne s'agit pas de manger pour deux, mais de manger deux fois mieux. Car, contrairement aux idées reçues, les besoins énergétiques de la femme enceinte sont quasi identiques à la normale en début de grossesse et un peu plus élevés en avançant vers le terme.

Pendant votre grossesse, votre organisme doit faire face à un travail supplémentaire. De nombreux organes de votre corps sont en effet sollicités et votre volume sanguin augmente. Ajuster vos apports énergétiques permet également d'assurer un bon développement à votre bébé. Votre alimentation doit couvrir vos propres besoins, mais aussi les siens. Votre enfant va ainsi prélever dans votre sang tous les nutriments et l'énergie indispensables à sa croissance et à son développement. Protéines, glucides, lipides, mais aussi les éléments comme les vitamines, le fer, ce livre vous expliquera le rôle et l'intérêt de chacun de ces groupes. Ces explications seront suivies d'exemples concrets pour que vous puissiez choisir simplement vos aliments et vos repas.

La suralimentation, associée à une prise de poids excessive, peut être nocive pour le bon déroulement de votre grossesse. Pour votre santé et celle de votre bébé, il est donc important de surveiller votre alimentation de façon quantitative et qualitative.

Vous trouverez dans ce livre **les produits recommandés** et ceux que vous mettrez de côté pour éviter d'attraper notamment la toxoplasmose ou la listériose, des conseils pour soulager certains petits maux comme les nausées, crampes, fringales..., les situations particulières, comme en cas de grossesse multiple, et surtout des explications pour prendre du poids de façon non excessive, **afin de vivre le plus sereinement possible votre grossesse.** Et, comme mettre en pratique les conseils et restrictions alimentaires n'est pas toujours facile, il était important de les traduire sous forme de repas. Une fois compris les différents types d'aliments et leur utilité, vous disposerez d'un choix de menus et de recettes adaptées en fonction de l'avancement de votre grossesse.

Votre grossesse est un moment particulier et essentiel dans votre vie de femme. Ce guide devrait vous permettre de passer ces 9 mois en toute sérénité et de vivre pleinement votre grossesse, avec bonheur.

PRISE DE POIDS ET RÉGIME : COMBIEN DE POIDS PRENDRE ?

Une prise de poids trop importante peut avoir de réelles conséquences sur le bon déroulement de votre grossesse (et sur votre santé future).

Diabète, hypertension, accouchement prématuré : il est important de vous prémunir face à ces problèmes en contrôlant votre prise de poids. Pas question d'apprendre à maigrir bien évidemment, mais pas question non plus de prendre trop de poids !

Pendant votre grossesse, il est essentiel de surveiller votre poids, car il est préférable de ne pas en prendre de manière excessive. Mais cela ne doit pas devenir une obsession pour autant.

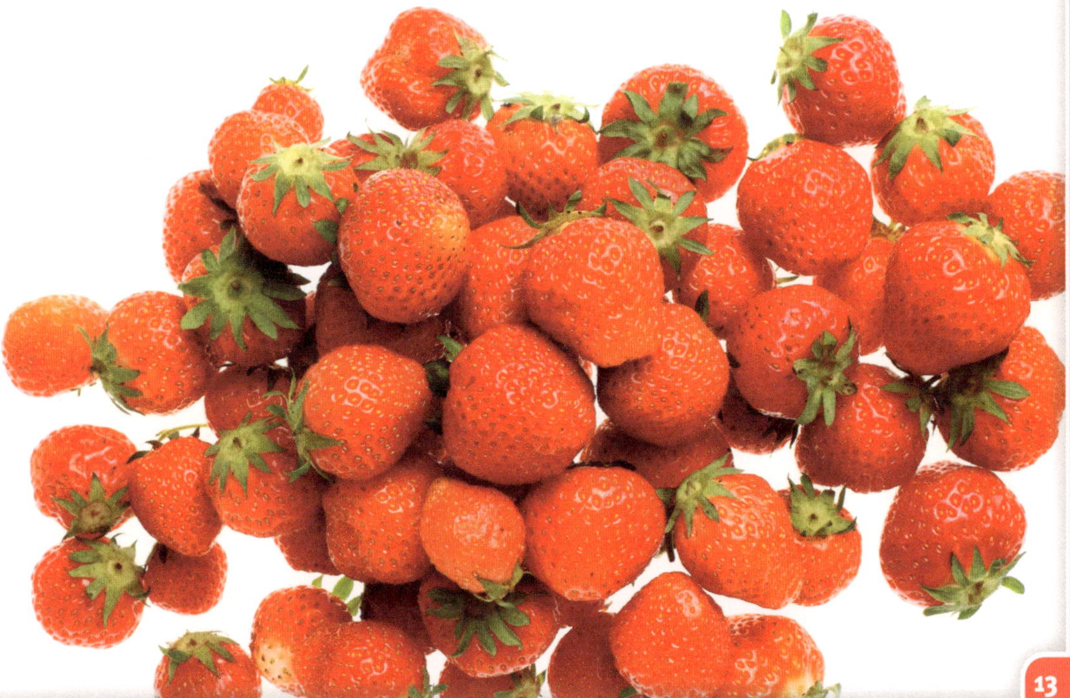

L'INDICE DE MASSE CORPORELLE

Généralement, on conseille une prise de poids d'environ 12 kilos en 9 mois. Mais ceci est une moyenne et tout dépend de votre IMC (indice de masse corporelle). Pour le calculer, il suffit de diviser votre poids en kilos par votre taille en mètre, puis de diviser le chiffre obtenu par votre taille.
Par exemple, si vous mesurez 1,65 mètre et pesez 58 kilos :

$$58 / 1{,}65 = 35{,}1515$$
$$35{,}1515 / 1{,}65 = 21{,}30$$

Évidemment, plus votre indice est faible, plus vous êtes mince, mais plus vous aurez aussi le droit, voire la nécessité de grossir. En effet, il sera conseillé de prendre un peu plus de poids si vous êtes plutôt mince, ou au contraire un peu moins si vous êtes en surpoids.

- ✔ Si votre IMC est inférieur à 19,5, il est conseillé de prendre entre 12 et 17 kilos ;
- ✔ Si votre IMC est compris entre 20 et 26, votre fourchette de poids conseillée se situera entre 11,5 et 16 kilos ;
- ✔ Si votre IMC est compris entre 26 et 29, vous pouvez prendre entre 7 à 11,5 kilos ;
- ✔ Si votre IMC dépasse les 29, vous devrez tendre vers une prise de 6 kilos, mais c'est un minimum.

Si vous attendez des jumeaux, la prise de poids sera alors de 3 à 4 kilos supplémentaires. De même, chez les adolescentes (voir page 58), il faudra se situer dans la partie haute de la fourchette, pour les femmes de petite taille dans la partie basse de la fourchette.
Si la prise de poids est nettement inférieure à ces chiffres, il y a risque d'accouchement prématuré et d'hypotrophie fœtale. Si, au contraire, elle est nettement supérieure, il peut apparaître une toxémie gravidique, des troubles veineux ou des déformations articulaires à la naissance. L'accouchement sera également plus difficile.
Cette prise de poids ne se fait pas régulièrement au cours de la grossesse.
En début de grossesse, la constitution de réserves en graisse est indispensable afin d'assurer les besoins d'une croissance rapide en fin de grossesse, que le seul apport alimentaire ne pourrait satisfaire. Si ces réserves ne sont

pas constituées, les conséquences se manifesteront à la fois sur l'organisme maternel qui puisera dans ses propres réserves de graisses et appauvrira, par exemple, le tissu osseux avec des risques ultérieurs de décalcification, de problèmes dentaires, mais aussi sur le poids du fœtus, trop faible, qui pourra souffrir de quelques complications à la naissance.
La constitution des réserves de graisse sous forme de tissu adipeux, qui peut arrondir les hanches, conditionne la bonne croissance du fœtus durant la seconde moitié de la grossesse. Elle sera normalement éliminée ensuite, après l'accouchement.
Sur les vingt premières semaines de grossesse, le poids pris correspond à la constitution des réserves maternelles, la formation du placenta, du liquide amniotique, à l'accroissement du volume utérin, des seins et à l'augmentation de la masse sanguine. La croissance du fœtus nécessite peu d'apports caloriques et la prise de poids ne devrait pas dépasser 1 kilogramme à 12 semaines.
Réalisez que la prise de poids pendant ces 9 mois se décompose ainsi :

- ✔ Utérus : 800 à 900 g
- ✔ Seins : 400 à 500 g
- ✔ Volume sanguin qui augmente de 1 à 1,5 l
- ✔ Rétention d'eau physiologique d'environ 1 l
- ✔ Graisses mises en réserve : 2 à 3 kg
- ✔ Placenta : 500 à 700 g
- ✔ Liquide amniotique : 700 à 800 g
- ✔ Un bébé qui pèse en moyenne 3 à 3,5 kg

Comprendre les causes de la prise de poids, le fait que le corps fait des réserves nécessaires, devrait vous rassurer. Aussi, une pesée une fois par semaine est largement suffisante.
Toutefois, ce qui compte le plus pour la femme enceinte n'est pas de surveiller le poids gagné au fil des semaines, mais d'avoir une alimentation équilibrée. En mangeant bien et en restant active, vous maintiendrez sans problème un poids convenable.

LES BESOINS ÉNERGÉTIQUES PENDANT LA GROSSESSE

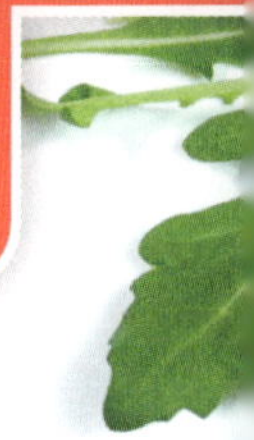

Habituellement, les besoins caloriques d'une femme, ayant une activité physique moyenne, se situent autour de 2 000 kcal par jour.

Maintenant que vous êtes enceinte, vos besoins augmentent de 10 à 15 % en moyenne. En début de grossesse, le supplément d'énergie doit être de 150 kcal environ par jour au cours du premier trimestre, soit l'équivalent d'une pomme et d'un fromage blanc (pas à 0 % de matières grasses). Durant les deux derniers trimestres, il se situe autour de 350 kcal, soit environ deux œufs et deux fruits, correspondant à la quantité d'énergie utilisée pour la croissance du fœtus et de ses annexes (placenta...), et à l'augmentation de la dépense énergétique maternelle. La différence n'est cependant pas énorme. **Il est donc recommandé de suivre une alimentation équilibrée, de garder une activité physique modérée et de laisser votre appétit guider vos besoins énergétiques.**

TROIS REPAS COMPLETS PAR JOUR

Pour apporter à votre corps l'énergie dont vous avez besoin pour vous et votre bébé, l'idéal est de prendre trois repas complets par jour, en y ajoutant, selon votre désir, une ou deux collations, correspondant par exemple (pour faire simple) à un fruit ou une compote de pomme, un verre de lait ou un yaourt et un produit céréalier. Vous trouverez d'autres collations plus élaborées à la fin de ce guide, page 73. Vous éviterez ainsi les fringales et les risques d'hypoglycémie.

Mangez de façon régulière pour prévenir les baisses d'énergie en cours de journée, votre taux de sucre dans le sang (aussi appelé glycémie) sera plus stable.

À PROPOS DES BOISSONS

En ce qui concerne les boissons, il est important de boire chaque jour au moins 1,5 litre d'eau, la seule boisson indispensable. Veillez à réduire votre consommation de café (pas plus de trois tasses par jour) ainsi que des autres boissons contenant de la caféine (thé, certains sodas). Attention aux produits sucrés, notamment les sodas ! Veillez également à ne pas consommer trop de sel pour éviter la rétention d'eau.
L'alcool est à supprimer totalement.

MANGEZ ÉQUILIBRÉ

Quoi qu'il en soit, **ne sautez pas de repas (et sûrement pas le petit déjeuner !) et tâchez de manger varié et équilibré tous les jours.**
Pour cela, puisez quotidiennement dans chaque famille d'aliments : consommez au moins cinq fruits et légumes par jour et ne délaissez pas les féculents (pâtes, riz, pommes de terre, céréales, légumes secs...). N'oubliez pas non plus de consommer trois produits laitiers au cours de la journée et optez pour du poisson, ou de la viande ou des œufs, une à deux fois par jour. Enfin, n'oubliez pas les matières grasses en privilégiant celles d'origine végétale, type huile d'olive, tournesol, noix, colza et huile combinée, en les variant, et de préférence ajoutées crues à vos préparations.
Au quotidien, l'énergie contenue dans votre alimentation vous est apportée par les glucides, les lipides et les protéines. La répartition des différents nutriments conditionne le bon équilibre alimentaire. Pour que notre alimentation soit équilibrée, la répartition doit être comme celle-ci :

- ✔ Protéines : 12 à 15 % des apports énergétiques totaux
- ✔ Lipides : 30 à 35 % des apports énergétiques totaux
- ✔ Glucides : 50 à 55 % des apports énergétiques totaux, pouvant monter jusqu'à 58 % pendant la grossesse.

LES PROTÉINES

Les protéines sont indispensables à l'organisme : elles construisent et entretiennent les cellules du corps et participent à l'élaboration des tissus. Les protéines aident notamment à la constitution des membranes cellulaires, des anticorps pour nos défenses immunitaires et constituent notre masse musculaire.
Les protéines sont composées d'acides aminés. Il existe huit acides aminés essentiels. De nombreux aliments sont déficitaires en un ou plusieurs de ces acides aminés. Ces aliments devront donc être associés à d'autres afin de compenser ces carences. Ainsi, l'apport des huit acides aminés sera complet. Variez vos sources de protéines.
Les protéines se trouvent principalement dans la viande, le poisson, les laitages et les œufs, mais aussi dans les produits végétaux.
L'œuf à lui seul apporte les huit acides aminés essentiels. Il contient aussi de nombreuses vitamines, notamment de la vitamine B9, ou acide folique, les vitamines A et D. Il est également source de fer. Cependant, il faudra éviter les œufs crus (mousse au chocolat, mayonnaise) si vous n'êtes pas sûre de leur fraîcheur.

LE CONTENU EN PROTÉINES DES ALIMENTS

Ci-dessous, vous trouverez le tableau des aliments courants les plus riches en protéines.

Source : table Ciqual, 2013. * teneur moyenne.

Protéines animales (en g pour 100 g)

Gélatine alimentaire	87,60
Parmesan	38,60
Viande des Grisons	37,40
Lait en poudre écrémé	35
Chevreuil, faisan rôti	32,60
Emmental	32,60
Gésier de canard confit	32,40
Bœuf braisé	32,10
Edam	31,90
Viande de veau cuite	31

Confit de canard	30,70
Épaule d'agneau rôtie	30,50
Lapin, lièvre	30,40
Thon cuit (aliment moyen*)	30
Volaille cuite (aliment moyen*)	28,80
Porc : épaule, rouelle, échine, filet maigre	28,70
Sanglier rôti	28,30
Viande de cheval rôtie	28,10
Lait en poudre demi-écrémé et entier	28,50
Sardine	28
Foie de génisse cuit	27,40
Bœuf grillé : steak, steak haché, flanchet, rognon	27,40
Magret de canard cuit à la poêle	26,70
Jambon sec découenné et dégraissé	26,60
Saucisson sec, rosette	26,50
Filets d'anchois à l'huile (conserve)	26,40
Foie d'agneau cuit	26,40
Langouste cuite à l'eau	26,40
Côte de porc grillée	25,90
Rognons (bœuf, porc, agneau)	25,80
Côtelette d'agneau grillée	25,70
Caille, pigeon cuit	25,10
Caviar (conserve)	25
Mulet, perche, roussette cuit au four	24,80
Fromage des Pyrénées au lait de brebis	24
Jambon fumé, coppa, bacon	24
Fromage à pâte molle (aliment moyen*)	23,70
Gigot d'agneau rôti	23,80
Anguille, bar, maquereau cuit au four	23,60
Coquille Saint-Jacques cuite	23,20
Raie, rouget-barbet de roche, lieu noir, merlan cuit	23,20
Andouillette et andouille	23
Espadon, truite, lotte, saumon, turbot	22,80
Langue de bœuf cuite	22,60
Homard cuit à l'eau	22,10
Entrecôte de bœuf grillée	22
Saumon fumé	21,80
Jambon de volaille, pancetta, chorizo, jambon cuit, jambonneau	21

Brochet, cabillaud, crevette, merlu, sole, limande-sole, carpe	21
Bulot cuit	20,50
Lapin viande cuite	20,50
Crabe cuit à l'eau	19,30 (en conserve : 18,10)
Œufs de lompe (conserve)	19,20
Filets de maquereau (conserve)	16,60
Seiche, calamar, bigorneau, écrevisse, moule	16,50
Escargot	16
Boudin noir	14,80
Cancoillotte	14,70
Œuf	12,30
Fromage blanc battu au lait demi-écrémé nature	10,10

Protéines végétales (en g pour 100 g)

Spiruline	63
Levure alimentaire	48
Germes de blé	29,70
Cacahuète	29,60
Pistache	29,40
Beurre de cacahuètes	28,70
Amande, poudre d'amandes	25,40
Lentille corail, verte (sec)	24,90
Pois cassé (sec)	24,60
Graine de tournesol	23,80
Noix de cajou	23,30
Haricot rouge (sec)	22,10
Haricot blanc et noir (sec)	21
Graine de sésame	20,90
Cacao en poudre non sucré	19,80
Noisette	19,30
Tempeh	18,60
Noix	17,30
Steak de soja	16,50
Noix du Brésil	16,10
Pignon de pin	16,10
Gressin	15,90
Croûton	15,10

Quinoa sec	14
Amarante	13,60
Seitan	13,30
Sarrasin	13,20
Pop-corn	12,90
Farine de blé tendre	12,80
Pâte au blé complet crue	12,70
Biscotte, pain grillé	11,90
Pois chiche (sec)	11,50
Tofu	11,50
Flocons d'avoine	11
Noix de pécan	11
Edamame	11
Pain grillé suédois au blé complet	10,30
Pain complet	9
Gingembre	8,90
Pain baguette	8
Petit pois, fève	5
Tofu soyeux	5,40
Dessert soja	4,60
Alfalfa germé	4
Wakamé	4
Figue séchée	3,40
Champignon de Paris, épinards, artichaut	3
Datte, pruneau	2,50

Parmi les sources de protéines animales, la viande et le poisson sont les aliments les plus riches en protéines. Le blanc d'œuf est composé de 90 % de protéines, le jaune de 30 %. Les protéines de l'œuf sont de haute valeur biologique. Elles contiennent des acides aminés dits essentiels, car l'organisme est incapable de les synthétiser. Ils doivent donc nécessairement être apportés par l'alimentation. Ces acides aminés indispensables se trouvent en proportions idéales dans l'œuf. **Parmi les sources de protéines végétales,** outre les exemples cités plus haut, les céréales contiennent environ 10 % de protéines. Vous noterez le taux faible de protéines des pommes de terre, en revanche, ce sont des protéines de bonne valeur nutritionnelle, car riches en lysine. Dans une alimentation principalement végétale, il est souvent nécessaire de jouer la diversité pour assurer la couverture des besoins en acides aminés indispensables.

À QUOI SERVENT LES PROTÉINES PENDANT LA GROSSESSE ?

Pendant la grossesse, les protéines sont importantes pour la croissance du fœtus ainsi que pour le maintien de la masse musculaire de la maman. Notez que les besoins sont croissants au fil des mois et sont **au maximum à la 26e semaine de grossesse**. En effet, à ce stade, le développement cérébral du bébé est accru.
Les apports conseillés en protéines sont respectivement de 47, 52 et 61 grammes par jour pour chaque trimestre de la grossesse. Les études de consommation alimentaire réalisées dans les pays développés montrent que l'apport dépasse largement ces valeurs, étant le plus souvent supérieur à 80 grammes par jour, sauf chez des femmes appartenant à des groupes « à risque » : milieux défavorisés, régimes particuliers (végétalisme, régimes carencés). De plus, cet apport est en majorité constitué de protéines animales, or il faut combiner protéines animales et protéines végétales.
Lors de l'allaitement, les besoins seront similaires à ceux de fin de grossesse.
Pour une grossesse gémellaire ou pour une adolescente, les besoins en protéines seront augmentés de 10 g supplémentaires.
À noter qu'un régime végétalien excluant tous les aliments d'origine animale, y compris les produits laitiers et les œufs, ne devrait pas être poursuivi pendant la grossesse (et l'allaitement).

LES PROTÉINES ANIMALES

○ Les viandes

La viande apporte des protéines en grandes quantités et fournit également des lipides, du fer et de la vitamine B12. On privilégiera les viandes maigres, pauvres en acides gras saturés. On veillera également à réduire la consommation de viandes crues ou peu cuites pour prévenir la listériose et la toxoplasmose. On choisira la cuisson à point. Et, bien sûr, pas de viandes marinées du type carpaccio.
Sur le plan bactériologique, la viande hachée est plus dangereuse que les autres viandes, car les bactéries peuvent très rapidement la coloniser. Dès lors, l'hygiène du commerçant joue un rôle crucial. Les viandes hachées congelées et les viandes hachées de grandes surfaces présentent une garantie sur la nature du produit, qu'il est difficile d'obtenir ailleurs.

Teneur en protéines, lipides, calories des principales viandes (en g/100 g et en kcal/100 g)

À noter qu'il convient, pour une alimentation équilibrée, de privilégier les viandes et poissons ayant des teneurs en lipides et en protéines proportionnelles : lorsque le rapport protéines/lipides est inférieur à 1, il est vraisemblable que le produit est trop riche en lipides pour sa teneur en protéines.

PORC	Protéines	Lipides	Calories	Protéines/ lipides
Côte	28	15	247	1,86
Porc filet rôti	27,8	15	246,2	1,85
Filet rôti maigre	28,8	4,8	158,4	6
Travers de porc	29,1	30,3	389,1	0,96
Échine de porc	27	15	243	1,8

BŒUF	Protéines	Lipides	Calories	Protéines/ lipides
Entrecôte	24	11,8	203	2,03
Rumsteck	21	3,6	116	5,83
Onglet	24	14,2	224	1,69
Paleron	32	8,3	202	1,69
Tende de tranche	26	3,4	137	7,64
Jarret	33	3,7	165	8,92
Faux filet	23	6,4	150	3,59
Collier	29	7,3	182	3,97
Macreuse	34	8,8	215	3,86
Plat de côte	28	16	256	1,75
Steak haché 5 % MG	25,5	6,4	159,6	1,75
Steak haché 10 % MG	24,2	12,8	212	1,89
Steak haché 15 % MG	22,3	18	251,2	1,24
Steak haché 20 % MG	21	25	309	0,84
Queue	28	9,3	196	3,01

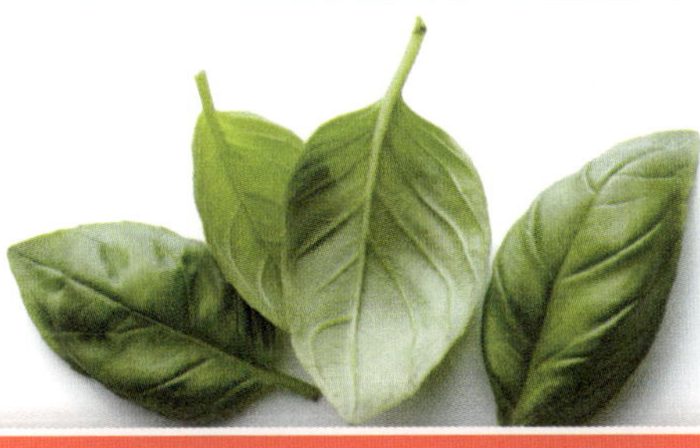

VEAU	Protéines	Lipides	Calories	Protéines/ lipides
Côte filet	24	15,4	235	1,56
Noix de veau	31	2,5	147	12,4
Épaule	29	14,2	244	2,04
Bas de carré	28	6,6	173	4,24
Jarret	27	5	155	5,4
Collier	26	11	204	2,36
Langue	21	17	237	1,24

AGNEAU	Protéines	Lipides	Calories	Protéines/ lipides
Côte filet	21	14,7	219	1,43
Côtes premières	23	17,3	249	1,33
Selles	22	15,8	232	1,39
Gigot	23	8,9	174	2,58
Épaule	22	11,7	194	1,88
Collier	25	16,4	250	1,52

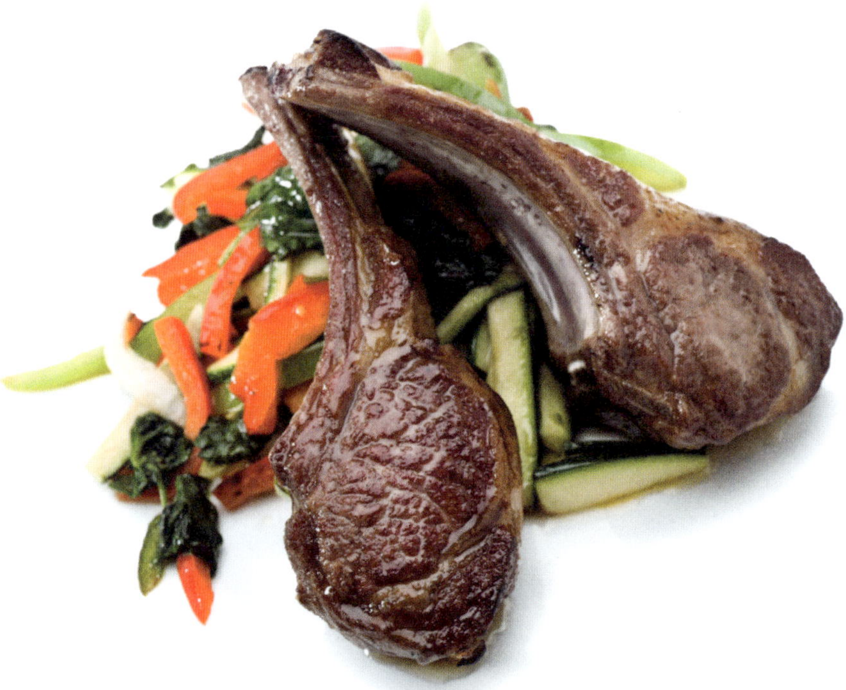

VOLAILLE	Protéines	Lipides	Calories	Protéines/ lipides
Poulet	26,4	6,2	161,4	4,25
Escalope de poulet	22,7	2	108,8	11,35
Haut de cuisse de poulet	18,1	7,3	138	2,48
Pilon de poulet	18,5	4,6	115,4	4,02
Dinde	29,4	2,9	143,7	10,14
Escalope de dinde	25	1	109	25
Haut de cuisse de dinde	20,6	3,5	113,9	5,89
Pilon de dinde	20,9	2,9	109,7	7,21
Poule	30,4	11,9	228,7	2,55
Coquelet	26,4	6,2	161,4	4,26
Chapon	26,4	6,2	161,4	4,26
Pintade	23,3	6,4	150,8	3,64
Canard	25	10	190	2,5
Magret	25	10	190	2,5
Oie	29,1	17,5	273,9	1,66
Caneton	25	10	190	2,5
Caille	20	9	161	2,22
Pigeon	37	3	175	12,33

Notez que, pendant la grossesse, il est conseillé d'éviter de manger du foie et des produits à base de foie, quelles que soient les espèces animales. Il en est de même des ris de veau, qui possèdent une forte concentration en vitamine A causant des troubles au fœtus.

Il est recommandé également d'éviter certaines charcuteries, comme les pâtés, les rillettes, les produits en gelée susceptibles de contenir des bactéries responsables de la listériose et de la toxoplasmose.

Par précaution, on supprimera toutes les charcuteries artisanales, en privilégiant les produits préemballés à consommer rapidement après ouverture.

○ Le poisson

Le poisson, globalement, est une très bonne source de protéines de bonne qualité. Il apporte également une quantité non négligeable d'acides gras polyinsaturés, lui conférant un bon intérêt nutritionnel, de l'iode et du phosphore. Une consommation de poisson deux à trois fois par semaine sera préconisée.

Cependant, certains poissons contiennent du mercure, notamment les poissons gras. C'est pourquoi l'Afssa (Agence française de sécurité sanitaire des aliments) recommande aux femmes enceintes de diversifier leur consommation d'espèces de poissons afin de protéger leur bébé d'une exposition au mercure. Les poissons d'élevage, comme le saumon, sont protégés de cette exposition : d'une part, leur vie est relativement courte, d'autre part, les eaux dans lesquelles ils grandissent sont régulièrement contrôlées.

La plupart des poissons et des fruits de mer peuvent être dégustés sans risque pendant la grossesse, à condition qu'ils soient bien cuits. Évitez les huîtres, les moules crues et tous les coquillages crus. Le danger est qu'ils soient contaminés par des bactéries et des virus pouvant entraîner une intoxication alimentaire. Vous êtes plus fragile pendant la grossesse.

ATTENTION !

Le poisson cru peut abriter une bactérie dangereuse pour le bébé : la listeria. Pour parer à tout risque, évitez les sushis, sashimis, tartares et autres ceviches (poissons crus marinés). Crevettes, langoustines ou homard sont autorisés car cuits, mais vous devrez les cuire vous-même plutôt que de les acheter décortiqués cuits. De plus, il faut les consommer sans mayonnaise (œuf cru).

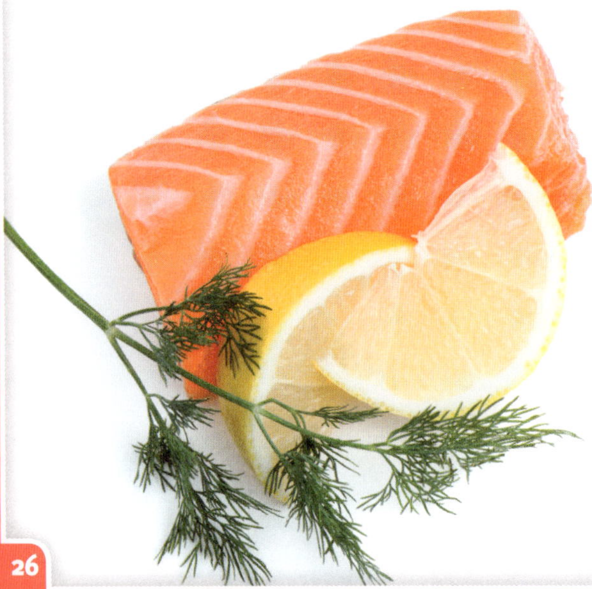

Le saumon fumé est déconseillé, sauf s'il est frais et pasteurisé. Privilégiez donc celui acheté en supermarché, sous vide, à celui du poissonnier ou au saumon fumé artisanal qui peut présenter des risques de listériose. Mais, après recherche, le saumon pasteurisé est souvent difficile à trouver.

○ Poissons maigres et poissons gras

On peut classer les poissons selon leur teneur en lipides, qui est très variable selon les espèces. Certains sont dits maigres lorsque leur teneur lipidique n'excède pas 5 %, d'autres sont dits semi-gras quand ils contiennent entre 5 et 10 % de lipides, enfin, les poissons dits gras contiennent une quantité plutôt élevée de lipides (plus de 10 %). Le poisson gras apporte des oméga-3 indispensables au développement du cerveau de votre bébé.

Leur teneur en sucres est plutôt négligeable, mais attention : ils ont une teneur notable en sodium. Les moins riches en sodium sont la carpe, le sandre et le thon. Globalement, ce sont de bonne source en potassium, phosphore et magnésium. Certains produits de la pêche sont riches en calcium (dorade) et d'autres en fer (anchois). Ces produits apportent aussi certaines vitamines, principalement du groupe B. Ils contiennent peu ou pas de vitamine C. L'anguille et le maquereau sont très riches en vitamine A. La teneur en fer de la chair des poissons est un peu inférieure à celle de la viande et le poisson est particulièrement riche en iode, comme nous nous y attendions.

La teneur en calories de chaque poisson dépend, bien entendu, de son contenu en lipides.

Teneur en protéines, lipides, calories et sodium des principaux poissons

Poisson	Protéines (g/100 g)	Lipides (g/100 g)	Calories (/100 g)	Sodium (mg/ 100 g)
Espadon	18,1	0,2	74	87
Morue	18	0,5	79	NC
Cabillaud	17,7	0,6	76	72
Eglefin/aiglefin	17,9	0,6	77	116
Merlan	16	0,6	69	61
Lotte/baudroie	15,5	0,7	68	180
Sandre	19,2	0,7	83	24
Colin d'alaska/lieu noir	16,7	0,8	72	NC
Brochet	18,4	0,9	82	74
Raie	20	0,94	89	75
Limande	17,4	1,1	79	80
Colin/merlu	17,2	1,2	80	83
Sole	17,5	1,4	83	100
Perche	19	1,5	100	75
Flétan	20,1	1,7	96	67

Carrelet/plie	17,1	1,9	86	104
Anchois	20,1	2,3	101	148
Truite	19,5	2,7	102	63
Dorade/daurade	18,7	2,8	100	81
Sardine	19,4	4,5	118	100
Carpe	18	4,8	115	30
Thon	23,4	6,2	149	39
Mulet	21,8	6,7	159	100
Maquereau	18,8	11,6	180	95
Saumon	19,9	13,6	202	51
Hareng	18,2	17,8	233	120
Anguille	15	24,5	281	65

LES PROTÉINES VÉGÉTALES

Les quatre grandes sources de protéines végétales sont :

- ✔ **Les légumineuses :** lentilles, haricots blancs ou rouges, pois chiches, fèves, pois cassés, soja ;
- ✔ **Les céréales :** blé, avoine, maïs, millet, orge, seigle, sarrasin, quinoa, riz, épeautre ;
- ✔ **Les graines oléagineuses :** arachide, colza, sésame, tournesol, citrouille, lin, courge… ;
- ✔ **Les fruits oléagineux :** amandes, noix, cacahuètes, noisettes, pignons de pin, pistaches…

Les protéines végétales sont souvent négligées, or elles sont intéressantes et permettent de varier notre alimentation. Bien qu'elles soient riches en fer, elles ne peuvent pas remplacer les protéines animales. En effet, elles sont déficitaires en certains acides aminés essentiels. Les graines de légumineuses ont une teneur élevée en protéines par rapport à d'autres sources végétales (20-25 %). Elles sont souvent relativement riches en lysine mais déficientes en acides aminés soufrés. L'inconvénient principal est le risque de carence en certains acides aminés indispensables. Pour pallier ce problème, il est capital d'apporter une attention toute particulière à la qualité des aliments consommés et de pratiquer des mélanges de céréales et légumineuses.

○ Associer céréales et légumineuses

Dans une alimentation principalement végétale, pour assurer la couverture des besoins en acides aminés indispensables, les légumineuses devront donc être associées à une céréale.

L'idéal est de les associer dans la proportion de **trois quarts de céréales pour un quart de légumineuses**. Il n'est pas nécessaire d'assurer la complémentarité des protéines végétales à l'intérieur de chaque repas ou de chaque mets, celle-ci peut se faire avec le prochain repas ou au cours de la même journée, avec les autres aliments consommés.

QUELQUES EXEMPLES D'ASSOCIATIONS INTÉRESSANTES

Maïs + lentilles ou pois
Maïs + haricots
Semoule + pois chiches
Riz + lentilles
Avoine + pois
Millet + haricots
Couscous + pois chiches
Blé + lentilles

Teneur en protéines (en g/100 g)

Soja	40 à 50
Légumineuses	23
Avoine	13
Pâtes	12
Seigle	11
Orge	11
Maïs	9
Pain	7
Riz	7
Graines oléagineuses	2
Pain	7

Les céréales présentant un déficit en lysine sont surtout le maïs et le riz.
Les légumineuses (pois, pois chiches…) montrent un déficit en méthionine et l'arachide est pauvre en lysine et tryptophane. D'autre part, le soja contient des phytœstrogènes, dont la structure est proche des hormones féminines, les œstrogènes. Par prudence, il est préférable de limiter les aliments à base de

soja (jus de soja, tofu, steaks de soja...), pas plus d'un par jour (voir page 44).
La pratique d'un régime végétarien peut être compatible avec la grossesse s'il est bien contrôlé. Cependant, un régime végétalien est vivement déconseillé pendant la grossesse tant il est difficile de satisfaire les besoins en fer, en vitamines et en acides aminés essentiels.

LES GLUCIDES

Les glucides sont indispensables pendant la grossesse car ils fournissent de l'énergie. En effet, les glucides sont, avec les lipides, les principaux fournisseurs d'énergie pour vous et votre bébé. S'ils se trouvent en quantité insuffisante, la fatigue, les coups de pompe et les fringales sont possibles tout au long de la grossesse. De plus, ces sucres sont le principal carburant pour la croissance de votre bébé.
Donc, le glucose, source d'énergie essentielle pour la croissance du fœtus, ne doit pas faire défaut pendant la grossesse. L'organisme ne possède pas, au début de la grossesse, une quantité de glucose suffisante pour assurer le bon développement du fœtus. Une consommation trop faible de sucres aura pour conséquence un bébé de faible poids à la naissance. Il est préférable de limiter les sucres dits rapides ou simples, soit tous les produits type friandises (bonbons, confiserie, soda...), pour faire une place importante aux sucres dits lents ou complexes qui se dégraderont pour fournir du glucose. Or la tendance actuelle en France serait plutôt une trop forte consommation de produits sucrés !

Composition moyenne en sucres ou glucides des groupes d'aliments

Sources alimentaires	Sucre en % de produit
Sucre	100
Féculents et céréales (crus)	70
Légumes secs (crus)	60
Pain	55
Pomme de terre	20
Légumes et fruits	2 à 20

LE MÉTABOLISME GLUCIDIQUE PENDANT LA GROSSESSE

La grossesse s'accompagne de profondes modifications du métabolisme glucidique, sous l'influence de sécrétions hormonales. Les deux premiers trimestres sont caractérisés par un taux sanguin d'insuline élevé dépassant la norme et qui permet la constitution de réserves maternelles au niveau du tissu adipeux. Au cours du troisième trimestre, quand les besoins du fœtus sont maximaux, apparaît une réponse biologique à l'insuline, diminuée, qui détourne le glucose maternel au profit des tissus fœtaux.
L'énergie dont la mère a besoin lui est alors fournie à partir des réserves de graisses constituées au cours des deux premiers trimestres. Cette étape est essentielle, car si les réserves sont insuffisantes, le taux de glucose apporté au fœtus serait insuffisant et pourrait créer une carence.

On distingue deux catégories de glucides :

- ✔Les sucres rapides ou simples, immédiatement utilisables ;
- ✔Les sucres lents ou complexes, plus longs à décomposer.

Par ailleurs, l'index glycémique permet de classifier les glucides en fonction de l'augmentation de glycémie (quantité de glucose dans le sang) qu'ils provoquent à la suite de leur ingestion.

SUCRES SIMPLES

Les sucres simples, anciennement appelés sucres rapides, sont les produits au goût sucré : sucre, miel, confitures, chocolat, bonbons, pâtisseries mais aussi fruits... Ils sont composés de peu de molécules et sont plutôt rapidement absorbés par l'organisme. Ils apportent de l'énergie immédiatement, mais peu durable dans le temps.
Consommés en trop grande quantité ou pris isolément sous forme de grignotage, ces sucres simples déclenchent une montée rapide de la glycémie. L'organisme répondra en sécrétant de l'insuline pour stocker ce surplus de sucres, qui se transformera inexorablement sous forme de graisse.

Fréquemment, les futures mamans ont une très forte attirance pour les aliments sucrés. Or le sucre attire le sucre. Idéalement, il faudrait deux tiers des apports sous forme de glucides complexes et un tiers seulement sous forme de glucides simples. Cela dit, le sucre ou les sucreries ne sont pas interdites, tant que leur consommation reste modérée et limitée.

Aliments contenant plus de 40 g de sucres rapides pour 100 g

Aliment	Teneur en sucres (en g/100 g)
Fructose	99,80
Sucre blanc	99
Sucre allégé à l'aspartame	98,70
Sucre roux	96,70
Meringue	91,80
Bonbons	83,20
Chewing-gum sucré	81,40
Miel	79,10
Pâte de fruits	71,10
Mélange apéritif de fruits exotiques séchés	68,10
Poudre maltée, cacaotée et sucrée pour boisson	65,40
Bonbon gélifié	64,50
Nougat ou touron	64,10
Confiture de fraises	60
Barre chocolatée non biscuitée enrobée	59,40
Chocolat en poudre sucré	59,20
Raisin sec	59,20
Sirop de menthe ou de fraise	58,90
Datte séchée	58,10
Bonbon au chocolat dragéifié	57,80
Pâte à tartiner chocolat et noisette	57,60
Confiture de myrtilles	57,10
Tablette de chocolat blanc	57,10
Lait concentré sucré	55,90
Biscuit à la cuillère ou boudoir	55
Confiture de cerises	54,50
Pâte d'amandes	54,20
Confiture (aliment moyen)	53,90

Biscuit moelleux fourré à l'orange et enrobé de sucre glace	53,70
Cacahuètes enrobées de chocolat	53,50
Confiture d'abricots	53,40
Lait en poudre écrémé	51,80
Génoise fourrée aux fruits et nappée de chocolat	51,20
Confiture de framboises	50,80
Tablette de chocolat au lait	50,50
Tablette de chocolat au lait aux céréales croustillantes	50,50
Confiture d'oranges	49,20
Barquette aux fruits	48,80
Crème de marrons vanillée (conserve)	48,70
Figue séchée	48,10
Barre à la noix de coco enrobée de chocolat	48
Gaufrette fourrée aux fruits	46,50
Barre chocolatée aux fruits secs	46,30
Pain d'épices	44,90
Tablette de chocolat au lait aux fruits secs	44,60
Chocolat en poudre pour bébé	44,50
Grains de blé soufflés chocolatés enrichis en vitamines et minéraux	44,50
Macaron moelleux fourré à la confiture ou à la crème	44,50
Biscuit sec fourré aux fruits	44,20
Lait en poudre demi-écrémé	43,90
Confiture allégée en sucre	43,60
Grains de blé soufflés au miel ou au caramel enrichis en vitamines et minéraux	43
Canelé	42,50
Tarte au citron	40,90
Barre chocolatée biscuitée	40,60
Abricot sec	40,50
Tablette de chocolat noir aux fruits secs	40,50
Tablette de chocolat noir (40 % de cacao minimum)	40,40
Cake aux fruits	40,10

SUCRES COMPLEXES

Les sucres complexes, ou lents, sont les sucres de réserve. Ils sont constitués de plusieurs molécules et mettent donc plus longtemps à être assimilés par l'organisme. Ils contribuent à une satiété durable. Apportés par l'alimentation, ils sont transformés en glucose pour être utilisé par l'organisme. Ils se trouvent dans le pain, les pommes de terre, les féculents d'origine céréalière (blé, pâtes, riz...) et les légumes secs (lentilles, haricots blancs ou rouges, pois chiches), qui assurent une quantité d'énergie durable, indispensable au bon déroulement de votre grossesse.

Les glucides complexes sont des sucres de digestion plus lente qu'il convient de privilégier et de bien répartir au cours des différents repas.

Misez sur les sucres lents tels que les pâtes, le riz, le pain. Ils maintiennent votre glycémie à un niveau stable plus longtemps que les sucres rapides (bonbons, chocolat, glaces, viennoiseries, gâteaux secs, confitures).

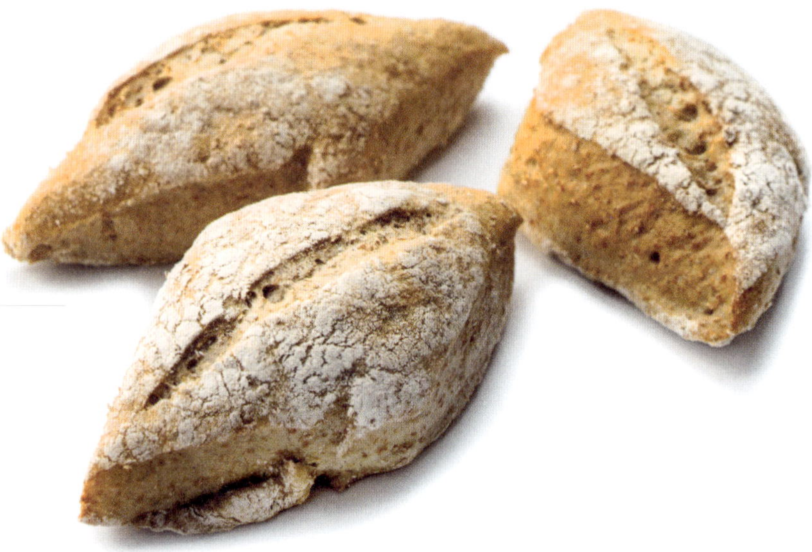

Liste des 50 aliments les plus riches en glucides complexes (en g pour 100 g)

Farine de maïs	91
Tapioca	90
Farine de riz	80
Galette de riz soufflé nature	79,50
Vermicelles de soja sec	79
Polenta (semoule de maïs sèche)	78,20
Riz arborio pour risotto sec	78
Grains de riz soufflés nature (céréales petit déjeuner)	77
Purée de pommes de terre en flocons	76,30
Corn-flakes	76
Mélange riz, riz sauvage sec	75,80
Pain azyme	75,20
Fécule de pomme de terre	75
Farine semi-complète	72,50
Farine T45	71,20
Semoule de blé sèche	69,90
Pain grillé industriel en tranches	68,20
Farine de sarrasin	67,40
Boulgour sec	66
Blé précuit sec	65,30
Pâtes alimentaires au blé complet sèches	65
Quinoa sec	64
Biscotte classique	64,10
Haricots secs	57,90
Flocons d'avoine nature	57
Biscotte au blé complet	56,10
Pain grillé suédois au blé complet	54,70
Gressin	54,10
BN® casse-croûte	51,90
Tortilla de maïs	50,20
Pois chiches secs	50
Lentilles sèches	49,40
Biscuit sec type petit-beurre	48,70
Vermicelles de riz sec	46,80
Biscuit spécial petit déjeuner	45

Pâte à pizza	43
Pain intégral	40,20
Tartine croustillante au seigle riche en fibre	40,50
Farine de châtaignes	40
Pain baguette	39,60
Pain de seigle	39,40
Pâte brisée	39,10
Pain brioché	37,50
Galette au son d'avoine	34
Châtaigne grillée	32
Pain de mie	31,40
Galettes de sarrasin	31,10
Riz blanc étuvé, complet, sauvage cuit	28,50
Blé dur cuit	28,30
Germe de blé	23,30

BESOINS QUOTIDIENS

Comme pour la population générale, que vous soyez enceinte ou non, les recommandations fixent la teneur en glucides à 50-55 % de la ration énergétique, soit en moyenne 200 grammes, dont 1/5e sous forme de sucres rapides. Cela dépend bien sûr du poids de départ et de l'activité physique. Les glucides sont les nutriments les plus abondants et ils représentent 40 à 60 % de nos besoins énergétiques journaliers.

Bien souvent, on assiste pendant la grossesse à une trop forte consommation de glucides simples, tels que les produits au goût sucré (grignotages, fringales). Cet excès se transforme en graisses et provoque une prise de poids. L'OMS (Organisation mondiale de la santé) recommande de ne pas dépasser les 10 % de la ration calorique journalière sous forme de produits sucrés, soit maximum 50 grammes chez une femme. Ce sont les glucides complexes, tels que le pain, les céréales, le riz, les pâtes, les légumes secs, qui sont indispensables au bon développement du bébé. De plus, les glucides complexes, consommés en quantité adaptée, sont un atout essentiel pour lutter contre les grignotages. Sans excès, il n'y aura pas de prise de poids anormale.

APPORT ÉNERGÉTIQUE

1 g de glucide fournit 4 kcal. 1 morceau de sucre apporte 5 g de glucides, soit environ 20 kcal.
De plus, les sucres complexes possèdent une action plus prolongée et évitent les fringales.
Encouragez la part des sucres complexes et réduisez de 25 % la consommation des sucres simples contenus dans les boissons sucrées, les friandises, pâtisseries, desserts lactés, biscuits, viennoiseries et les glaces.
Aussi, en associant des sucres complexes avec des aliments qui contiennent des fibres, vous en tirerez deux bénéfices : lutter contre la constipation mais aussi ralentir et étaler la vitesse d'absorption du sucre au niveau intestinal.

QUELS ALIMENTS PRIVILÉGIER PENDANT LA GROSSESSE ?

○ Le pain

Notamment au petit déjeuner, c'est-à-dire au réveil après une période de jeûne. Aujourd'hui, sa consommation a beaucoup diminué au bénéfice de la consommation de viande et d'aliments riches en sucres simples et de graisses. C'est pourtant un aliment de base, de bonne valeur nutritionnelle.

Il existe des batailles qui ne s'arrêtent jamais. Cela fait déjà de nombreuses années que la question traditionnelle sur le pain est de savoir s'il fait grossir ou non, et s'y ajoutent d'autres questions, telles que : le pain complet fait-il maigrir et le pain blanc fait-il plus grossir que le pain complet ? Ou bien encore : est-il meilleur de consommer des biscottes plutôt que du pain ? Le pain est en réalité un produit céréalier pur. Question de mode, il a été convenu de lui additionner des graines, qui le transforment en pain « aux céréales », ce qui est en fait un pléonasme. Il est bien évident que chaque fois que l'on ajoute un ingrédient, on contribue à augmenter la valeur énergétique du pain. Il peut sembler raisonnable de préférer les pains complets aux pains traditionnels, en sachant cependant que cet avantage reste extrêmement minime. Vous pourrez comparer les valeurs des deux pains dans le tableau suivant.

	Pain blanc	Pain complet
Calories	255	230
Eau	35 g	36 g
Protéines	7 g	8 g
Lipides	0,8 g	1,2 g
Glucides	55 g	50 g
Cellulose	0,3 g	1,5 g
Sel	500 mg (moyenne pour le pain blanc)	650 mg (moyenne pour le pain complet)

Les biscottes et le pain de mie ne sont pas strictement comparables au pain. Alors que la fabrication du pain nécessite de l'eau et du sel, ainsi que du levain et de la farine, celle des biscottes requiert l'addition de graisses (5 kg de matières grasses pour 100 kg de farine), ainsi que de sucre (5 kg de saccharose pour 100 kg de farine).

Pourtant, les biscottes sont assimilées au pain, alors que leur composition en est quand même différente, et leur légèreté liée à la dessiccation leur a conféré un label diététique.

Le meilleur de tous les produits reste le pain frais. Pauvre en lipides – selon les fabricants –, il a de surcroît un effet rassasiant. Il contient également des minéraux et vitamines du groupe B intéressants pendant la grossesse.

La teneur en glucides du pain résulte de la présence de l'amidon. On peut considérer que l'amidon est « un bon sucre », car il est complexe, donc digéré progressivement par l'organisme, et se distribue ainsi harmonieusement et régulièrement dans le sang et dans le corps.

○ Le riz

Le riz est riche en protéines végétales, en glucides complexes (amidon) qui sont assimilés progressivement dans l'organisme, de bonne tolérance (sans gluten). Les variétés ne manquent pas : rond, long, complet, thaï, basmati et il se prête à toutes les cuissons possibles : à l'étouffé, pilaf, vapeur, créole... Brun ou complet, le riz est riche en fibres végétales, en vitamines B1 et B2 et contient entre 20 et 24 g de glucides pour 100 g.

○ Les pâtes

Les pâtes, qui représentent une bonne source énergétique de glucides lents (22 g pour 100 g de pâtes cuites), peuvent être consommées trois fois par semaine.

○ Les légumes secs

Les légumes secs tels que lentilles, haricots secs, pois secs, cassés ou pois chiches présentent une teneur élevée en amidon. Nous avons vu également qu'ils sont riches en protéines (23 %), en minéraux tels que phosphore, calcium, magnésium, fer et iode et en vitamines B.

Ils contiennent cependant des substances indigestes qui vont fermenter dans le côlon, entraînant gaz et ballonnements. Mais ces substances sont en réalité détruites par un trempage avant préparation. De plus, en éliminant la peau et en préparant une purée au moulin à légumes, par exemple, un potage filtré, ou en ayant recours à une cuisson prolongée, les fibres sont éliminées en partie ou bien attendries, et donc plus digestes.

L'ajout d'une pincée de bicarbonate de sodium lors de la cuisson est également intéressante. Limitez ces désagréments en consommant des légumes secs seulement deux fois par semaine.

○ Les fruits

Les fruits sont énergétiques car riches en sucres, mais ce sont des sucres simples. Pauvres en protides et lipides, ils apportent de nombreux nutriments (minéraux, oligoéléments, eau et vitamines), et bien sûr des fibres. Attention à certains fruits sucrés, limitez leur consommation (voir liste des équivalences, p. 75). Le Programme national nutrition santé recommande de consommer cinq fruits et légumes différents par jour.

Répartissez votre consommation de glucides tout au long de la journée, et modérez les produits au goût sucré, en fin de repas, pour le plaisir.

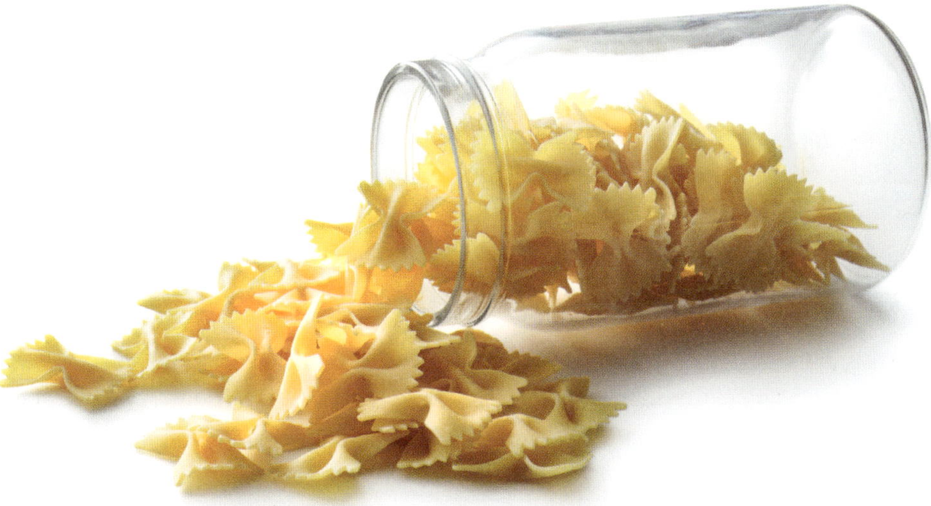

GROSSESSE ET DIABÈTE

Le diabète atteint environ 8 % de femmes durant la grossesse. Ce diabète peut être source de complications pour le nouveau-né. Pour la maman, le risque de refaire un diabète lors de la grossesse suivante est important, comme celui de développer un diabète ultérieurement. Un suivi spécifique est nécessaire pendant et après la grossesse s'il y a des facteurs de risque de diabète (antécédents familiaux, obésité ou autre). Un diabète gestationnel sera recherché entre la 24e et la 28e semaine (voir page 67).
Nous avons vu que la grossesse s'accompagne de profondes modifications du métabolisme glucidique (voir page 31).
Au cours des deuxième et troisième trimestres, quand les besoins du fœtus augmentent, apparaît une réponse biologique à l'insuline diminuée. Si cette insulinorésistance n'est pas compensée par une augmentation suffisante de la sécrétion d'insuline, survient un diabète gestationnel, ou diabète gravidique, qui ne dure que le temps de la grossesse.
Si on vous découvre un diabète gestationnel, pas d'inquiétude. Vous devrez seulement faire plus attention à votre alimentation et vous serez soumise à un régime adapté.

LES LIPIDES OU MATIÈRES GRASSES

Il est important de ne pas rejeter les matières grasses pendant votre grossesse car elles jouent plusieurs rôles à ce moment particulier.

Les lipides sont sources d'énergie, ils ont un rôle constitutif des membranes cellulaires et, stockés dans les adipocytes, ils constituent une réserve énergétique. En apportant 9 kcal par gramme de lipides, ils contribuent à l'équilibre de la ration calorique.
Ils font également partie des calories nécessaires au bon développement du bébé. Ils servent dans la formation des tissus du cerveau et du système nerveux du bébé.
Les lipides sont essentiels au bon fonctionnement de votre organisme, et à celui du bébé. Pas question donc de supprimer les matières grasses, elles sont essentielles dans l'alimentation de la femme enceinte. Le plus important est de bien les doser, et surtout de privilégier les meilleures, de savoir rechercher les bons acides gras à privilégier pendant la grossesse. Il est impératif de respecter ce besoin accru de lipides, mais il ne faut pas non plus trop en consommer, car le surplus sera stocké.

Il n'existe pas de recommandation officielle ni de données quant aux apports optimaux de lipides durant la grossesse et leur impact sur le développement fœtal. La ration lipidique conseillée pour la population en général est de 30 % des apports énergétiques. En fait, elle est souvent supérieure à 40 %, soit 60 à 80 grammes par jour de matières grasses, ce qui est trop.

○ Les acides gras

Pour bien choisir les lipides que l'on souhaite ingérer, il convient de s'attarder sur ceux à base d'acides gras. Il en existe plusieurs formes :

- ✔ **Les acides gras saturés (AGS)**, que l'on trouvera dans les graisses animales (viande, beurre, fromage), mais aussi dans certaines huiles végétales (huile de coco, de palme). Les limiter est suffisant, car ils conservent des avantages nutritifs certains pour la maman et son bébé. Une consommation excessive d'acides gras saturés est en revanche préjudiciable. Il ne faut pas pour autant supprimer ces graisses car elles sont transporteuses de certaines vitamines (A, D, E et K).
- ✔ **Les acides gras monoinsaturés :** l'huile d'olive, l'huile de canola (colza), l'huile de tournesol à forte teneur en acide oléique (oméga-9), mais aussi les avocats et certaines noix (noix de cajou, amandes et arachides). Les oméga-9 ne sont pas des acides gras essentiels parce que le corps peut en produire en quantité limitée, à condition que les versions oméga-3 et 6 soient présentes.
- ✔ **Les acides gras polyinsaturés**, que l'on trouve dans de nombreuses huiles végétales (huiles de soja, de maïs, de tournesol, de noix, de graines de lin, de pépins de raisin), les poissons gras (saumon, thon, maquereau, hareng, truite, etc.). Parmi eux, deux, non synthétisables, sont essentiels à une alimentation saine : l'acide alpha-linolénique de la famille des oméga-3 et l'acide linoléique du groupe des oméga-6. Les acides oméga-3 sont présents dans le poisson gras (sardine, maquereau, saumon...) – l'Afssa recommande de consommer du poisson deux fois par semaine en alternant les espèces –, dans les huiles végétales (noix, soja, colza), également riches en antioxydants et en vitamines A et E, apportés directement au fœtus. Les oméga-6 se trouvent dans les huiles de tournesol, de maïs, de pépins de raisin, mais aussi de soja et de noix.

○ Intérêts et effets des acides gras

Les oméga-3 et oméga-6 sont indispensables au bon fonctionnement des cellules nerveuses. Ainsi, la consommation d'aliments riches en oméga-3 réduit les risques de prématurité et d'éclampsie. De plus, elle bénéficie à la maturation du cerveau du futur enfant, à l'amélioration des fonctions intellectuelles portant sur l'éveil et l'acquisition d'apprentissages.

Taux en grammes des différents acides gras pour 100 ml d'huile

Source : table Ciqual, Anses (Agence nationale de sécurité sanitaire, de l'alimentation, de l'environnement et du travail), 2013

Type d'acides gras	Huile d'olive vierge	Huile de tournesol	Huile de colza	Huile de noix	Huile combinée
Acides gras saturés	13,8	10,4	6,98	9,8	11,4
Acides gras monoinsaturés	75,2	28,2	60,5	17,4	52,4
Acides gras polyinsaturés	6,8	57,5	26,3	64,4	32,2
Acides alpha-linoléniques (oméga-3)	0,85	0,11	9,6	12,3	1,9
Acides linoléiques (oméga-6)	12,9	57,4	21,2	56,7	28,1
Rapport oméga-6/oméga-3*	15,17	521	2,2	4,6	14,8
Vitamine E (mg/100 g)	25	75	42	6,9	40

** On a toujours constaté une surconsommation d'acides gras de la famille des oméga-6 et un déficit d'apport en oméga-3 dans la population française (avec un rapport bien souvent supérieur 10), ce qui nuit à l'utilisation des oméga-3 par l'organisme, leur métabolisme étant en compétition. On conseille donc de se rapprocher d'un rapport égal à 5 pour une meilleure santé cadio-vasculaire.*

Le meilleur rapport est représenté par l'huile de colza, car elle comprend environ 7 % d'acides gras saturés, un peu plus de 60 % d'acides gras monoinsaturés et 26 % de polyinsaturés, dont 21,2 % d'acides linoléiques et plus de 9 % d'acides alpha-linoléniques. 1 cuillerée d'huile de colza par jour couvre les besoins et apporte la même quantité d'oméga-3 que 70 grammes de saumon, 5 à 10 noix ou 120 grammes de thon en conserve. Vous pouvez donc consommer

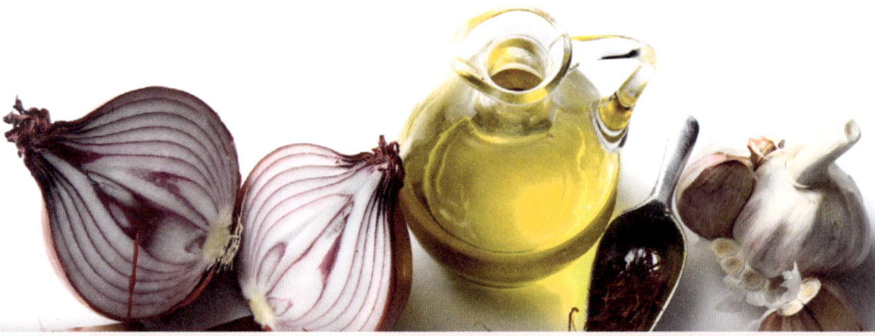

200 à 300 g de poisson gras par semaine (du hareng ou du maquereau, par exemple) et utiliser de l'huile de colza pour assaisonner vos salades.
Pour satisfaire les apports en acides gras, il suffit d'alterner avec une autre huile comme l'huile d'olive.

○ Tables Ciqual des compositions en matières grasses (teneur en grammes de lipides et d'acides gras pour 100 g d'aliments)

Teneur en acides gras saturés

Bloc de graisse végétale pour friture : 80-90 %
Beurre : 50-65 %
Saindoux : 40-50 %
Lard, graisse de volaille : 40-50 %
Beurre allégé, graisse d'oie : 20-30 %
Huiles végétales : 10-20 %

Teneur en acides gras monoinsaturés

Huile d'olive, de noisette : 70-80 %
Huile de colza : 60-70 %
Graisse d'oie : 50-60 %
Huile d'arachide, graisse de volaille : 45-55 %
Isio 4®, graisse de dinde, saindoux : 40-45 %
Margarine, huile de maïs : 25-40 %
Huile de tournesol, de soja : 15-25 %

Teneur en oméga-6

Huile de pépins de raisin, de tournesol : 60-70 %
Huile de noix, de maïs, de soja, de germe de blé : 50-60 %
Isio 4®, huile de sésame : 40-50 %
Margarine : 30-40 %
Huile de colza, d'arachide : 20-30 %
Huile de noisette, graisse de volaille : 10-20 %
Huile d'olive : 5-10 %
Beurre, beurre allégé : 0,8-2 %

Teneur en oméga-3

Huile de noix : 12 %
Huile de colza : 8-10 %
Huile de soja, de germe de blé : 6-7 %
Isio 4® : 5,2 %
Beurre, suif, saindoux, huile de tournesol, huile de noisette : 0,1-1 %

CAS DU SOJA, DES PRODUITS À BASE DE SOJA ET DES PHYTOSTÉROLS ?

On trouve dans le commerce de nombreux produits enrichis en phytostérols, pour les personnes ayant trop de cholestérol. Ces aliments, comme les margarines, les yaourts, les boissons lactées..., sont destinés uniquement aux personnes ayant trop de cholestérol. Préférez donc les matières grasses et les laitages classiques, sans phytostérols.

QUEL EST LE RÔLE DES LIPIDES PENDANT LA GROSSESSE ?

- ✔**Stockage de l'énergie :** en apportant 9 kcal par gramme de lipides, ils contribuent à l'équilibre de la ration calorique. Ils sont stockés dans le tissu adipeux et seront utiles pour le troisième trimestre quand les besoins énergétiques augmenteront.
- ✔**Rôle de constitution :** le cerveau est l'organe le plus riche en graisses. 50 à 60 % de la matière cérébrale est constituée de lipides. Ils sont des constituants majeurs des membranes et du système nerveux. Les oméga-3 et les oméga-6 participent à la formation des neurones. L'idéal serait d'apporter en quantité suffisante ces acides gras avant la conception et de continuer cet apport de graisses animales ou végétales pendant la grossesse.
- ✔**Rôle fonctionnel :** les lipides interviennent dans le bon fonctionnement de la cellule nerveuse. Ils jouent également un rôle de messagers au niveau des cellules, contribuent aux apports en certaines vitamines liposolubles (vitamines A, D, E et K) et en acides gras essentiels.

EN PRATIQUE

Il ne faut pas trop en consommer, car le surplus sera stocké, mais **tous les lipides méritent une considération non négligeable dans notre régime alimentaire**. Les acides gras essentiels doivent être présents dans votre alimentation, même si vous devez suivre un régime légèrement restrictif. Dans ce cas, les restrictions se feront aux dépens des graisses cachées : viandes grasses, fromages gras, pâtisseries... Les graisses cachées apportent surtout des acides gras saturés qui déséquilibrent votre ration lipidique.

Privilégiez les lipides insaturés (acides gras essentiels nécessaires au développement du cerveau du fœtus), que l'on trouve dans les huiles et les graines oléagineuses, au détriment des huiles saturées (graisses animales), responsables d'excès de poids et qu'il faudra arriver à limiter – ce qui ne veut pas dire supprimer.
N'hésitez pas à varier les huiles car elles ont des qualités nutritionnelles différentes et complémentaires.

Concernant la **température de cuisson des huiles**, plus une huile est riche en acides gras saturés et monoinsaturés, plus son point de fumée (température à laquelle l'huile commence à fumer) sera élevé et plus celle-ci sera résistante à la chaleur. En effet, certains acides gras polyinsaturés ont tendance à se dégrader sous l'action de la chaleur. Il ne faut pas faire chauffer une huile qui contient plus de 2 % d'oméga-3.
Pour la cuisson, on privilégiera les huiles au point de fumée le plus élevé, mais, dans tous les cas, mieux vaut éviter de surchauffer, c'est-à-dire de faire fumer l'huile dans la poêle. L'huile de noix, de colza et de soja ne doivent pas être utilisées systématiquement pour la cuisson et sont réservées à l'assaisonnement ou pour la cuisson à la poêle, pas de friteuse ni de wok en tout cas. Les huiles de maïs, de pépins de raisin et de tournesol ne doivent pas dépasser 180 °C à la cuisson. Les huiles d'arachide et d'olive, plus riches en acides gras monoinsaturés, sont plus stables à la chaleur, jusqu'à 210 °C pour l'huile d'olive et 220 °C pour l'huile d'arachide.

LES BESOINS SPÉCIFIQUES PENDANT LA GROSSESSE

Pendant la grossesse, les besoins de tous les nutriments augmentent mais sont en partie couverts par une alimentation diversifiée.

En effet, dans les pays développés, en dehors de situations particulières (régimes hypocaloriques ou carencés, milieux défavorisés, malnutrition), les compléments alimentaires sont inutiles et peuvent même parfois représenter un risque. Prévenez votre médecin si vous décidez d'en consommer. Une femme enceinte en bonne santé, sans carence particulière, n'a pas nécessairement besoin de prendre des compléments alimentaires, et sûrement pas sans l'avis de son médecin.
Cependant, il faut veiller à ce que la future mère ait une consommation suffisante d'iode, de calcium et de vitamine D, de fer et d'acide folique.

LES MICRONUTRIMENTS

L'IODE

Les besoins en iode augmentent pendant la grossesse et nécessitent de privilégier une consommation d'aliments naturellement riches en iode (lait et laitages, crustacés, poissons d'origine marine, œufs) et l'utilisation de sel iodé. Cependant, ces mesures diététiques ne permettent pas toujours d'assurer la couverture des besoins chez certaines femmes.
Les apports conseillés pendant la grossesse sont de 200 µg par jour. Avec des apports moyens de 50 à 100 microgrammes (µg) par jour, la France fait partie des pays à risque de carence faible à modérée. Au cours de la grossesse, il peut apparaître une carence relative en iode. L'iode est indispensable pour assurer le fonctionnement de la glande thyroïde et le bon développement du cerveau du bébé. Le risque d'une carence en iode est de provoquer une hypothyroïdie fœtale. Même modérée, elle augmente aussi chez la mère le

risque de survenue de goitre et celui d'hypothyroïdie. Les répercussions de la carence iodée sur la grossesse peuvent être des avortements spontanés, des faibles poids de naissance, etc.
Le médecin doit parfois prescrire un traitement médicamenteux en cas de carence en iode.

CALCIUM ET VITAMINE D

Un apport adéquat en calcium et vitamine D est indispensable pour la bonne formation du squelette du fœtus.

○ Les besoins en calcium

Là encore, les apports nutritionnels conseillés sont augmentés au cours de la grossesse, de 900 à 1 100 mg de calcium par jour. Le calcium est essentiel pour la santé des os et pour la constitution du squelette de bébé. La supplémentation a pour but d'augmenter le taux calcique fœtal et de prévenir la perte calcique osseuse chez la mère. Constituant essentiel des os et des dents, le calcium joue également un rôle dans le fonctionnement des muscles et du système nerveux, ainsi que dans la coagulation du sang et l'activité du cœur. Le bébé en a lui aussi besoin pour la formation de ses os et des bourgeons dentaires.
Pour apporter suffisamment de calcium à son organisme, il est nécessaire de consommer au moins quatre produits laitiers (lait, fromage blanc, yaourt, fromage) par jour et de privilégier les eaux riches en calcium. Parmi les eaux minérales, celles qui contiennent autour de 500 mg par litre sont Contrex®, Courmayeur®, Hepar® et Talians®.
Bien sûr, d'autres aliments contiennent du calcium, mais en moindre quantité, comme les légumes, les amandes et abricots secs. Le calcium d'origine végétale est moins bien assimilé, donc moins profitable au bébé que celui des laitages. N'oubliez pas cependant, pour tous les produits laitiers, de ne consommer que les produits pasteurisés (risque de listériose).

○ Les besoins en vitamine D

La vitamine D, quant à elle, augmente les possibilités de l'organisme à absorber le calcium des aliments. Elle est synthétisée essentiellement par le corps grâce à l'action du soleil sur la peau. C'est pour cela qu'une alimentation riche en vitamine D (poissons gras, produits laitiers ou huiles végétales enrichies) est recommandée pendant la grossesse, d'autant plus que l'exposition

solaire doit être évitée pendant cette période. La carence en vitamine D est fréquente, en particulier en fin de grossesse et dans la saison hivernale.
Les besoins en vitamine D sont doublés pendant la grossesse, afin de constituer celles du bébé. La dose conseillée sera de 15 µg par jour à minima.
La vitamine D est présente dans les poissons gras (se reporter au tableau ci-dessous), les œufs et les produits laitiers.
Une supplémentation en vitamine D (10 µg par jour), prescrite uniquement par le médecin et la sage-femme, est recommandée pendant les mois d'hiver et chez les femmes n'ayant aucune exposition solaire : une dose unique d'une ampoule de vitamine D au début du 6e ou 7e mois de grossesse, pour accélérer la croissance, période pendant laquelle le bébé grandit le plus et fabrique son ossature.

Tableau des sources de vitamine D

Source : table Ciqual, 2013

VITAMINE D en µg pour 100 g

Huile de foie de morue	250
Foie de morue en boîte (conserve)	54,30
Hareng mariné, fumé, à l'huile, grillé	13,10 - 14,50 - 16,10 - 22
Maquereau frit et sardine grillée	12,30
Tilapia du Nil d'élevage cru	12,20
Anchois cru et truite arc-en-ciel d'élevage cuite au four	11
Sardine entière en conserve à l'huile d'olive ou sauce tomate	10,20 à 10,80
Perche cuite au four	9
Saumon cuit à la vapeur	8,70
Maquereau cuit au four et maquereau fumé	7,72 et 8
Sardine en filets sans arêtes à l'huile d'olive en conserve	7,40
Maquereau en conserve	4,70 à 7,30
Thon cru	7,20
Thon albacore au naturel en conserve	6,10 (autres thons en conserve, bonite ou thon listao : 4,86)
Truite d'élevage fumée	5,20
Huile Isio®	4,50
Tablette de chocolat noir (40 % de cacao minimum)	≤ 5
Graisse de canard	4,80
Saumon d'élevage cru	4,69
Yaourt brassé enrichi en vitamine D	4

Lait en poudre entier	3,70
Thon à l'huile en conserve (conserve)	3,56
Jaune d'œuf cru	3,25 (cuit 2,11)
Merlu cuit à l'étouffée	3,20
Saumon fumé	2,97
Foie gras (conserve)	2,75
Brochet cuit au four	2,70
Rouget-barbet de roche cuit à l'étouffée	2,67
Foie de veau cuit	2,52
Rillettes de saumon	2,50
Anchois mariné	2,40
Œufs de lompe (conserve)	2,33
Thon cuit au four	1,83
Emmental	1,81
Confit de canard	1,80
Lait concentré sucré	1,68 (non sucré 1,05)
Terrine de canard	1,55
Poisson pané frit	1,52
Croissant	1,50
Œuf entier cru	1,50 (œuf dur 1,12)
Lieu noir cuit	≤ 1,48
Mélange d'huiles	1,43
Veau rôti	1,30
Coppa	1,27
Morue salée pochée	1,25
Petit-suisse aromatisé (demi-écrémé)	1,25
Pétales de maïs nature enrichis en vitamines et minéraux	1,20
Rillettes de thon	1,20
Champignon de Paris sauté	1,18
Beurre demi-sel	1,13 (doux 1,01)

LE FER

Les apports conseillés en fer de la femme enceinte sont doublés (30 mg) aux deuxième et troisième trimestres pour éviter la survenue d'une anémie chez la mère. La femme enceinte doit donc veiller à consommer des sources de fer. Pendant la grossesse, le fer est essentiel à la formation des cellules sanguines. Une carence en début de grossesse (fréquente) prédispose la future maman à une anémie. Un apport suffisant en fer est indispensable, également fin de grossesse, ceci afin d'éviter un risque de baisse des globules rouges à l'origine d'une anémie, situation qui pourrait augmenter les risques de prématurité et de faible poids du bébé. Des études ont montré l'existence de déficience en fer chez 60 à 75 % des femmes enceintes en fin de grossesse.

○ Les apports recommandés

Transfert au fœtus, contenu du placenta, augmentation de la masse sanguine maternelle, pertes basales et saignements lors de l'accouchement, la femme enceinte aurait besoin, pour équilibrer son bilan en fer au cours de la grossesse, de 1 000 mg, dont 800 mg à peu près sont destinés à la formation du bébé.
Ces besoins sont en partie couverts grâce à une augmentation de l'absorption intestinale du fer non héminique (présent dans les aliments autres que le sang et la viande), beaucoup plus élevée chez la femme enceinte. L'absorption est activée par les aliments contenant de la vitamine C, le cuivre, les fibres, le son, le calcium, le zinc et certains médicaments.
Si la carence en fer est avérée, l'organisme augmentera spontanément de trois à dix fois l'absorption du fer ingéré.
En tenant compte du faible taux d'absorption au niveau du duodénum, qui est de l'ordre de 2 mg, les apports en fer devraient être d'environ 30 mg par jour lorsque les réserves en fer sont suffisantes avant la grossesse. Dans le cas contraire, il est nécessaire d'apporter 25 à 50 mg par jour de fer pendant les derniers mois de la grossesse. En sachant que le seul apport alimentaire ne dépasse généralement pas 20 mg par jour, il est nécessaire de supplémenter en fer et il ne serait pas inutile, à titre préventif, de corriger tout déficit précédant la grossesse.

○ Teneur en fer des aliments

La teneur en fer est très variable d'un aliment à l'autre. Les plus riches en fer sont les produits carnés (la viande), les légumes secs (haricots blancs, pois chiches, lentilles), les céréales, les œufs, mais aussi les fruits et les légumes.
Les aliments riches en fer d'origine animale sont mieux absorbés que ceux à base de fer végétal. Pour une meilleure absorption du fer, il est souhaitable d'augmenter la consommation, au cours du même repas, de légumes et de fruits riches en vitamine C (persil, citron, orange, pamplemousse). En revanche, il est préférable de ne pas consommer de thé au cours ou proche d'un repas, les tanins inhibant l'absorption du fer. Mettez quelques brins de persil sur votre viande, ou du jus de citron sur votre poisson, dans la sauce des salades.

Généralement, consommer régulièrement les aliments qui contiennent du fer suffit.

Tableau de la teneur en fer des principaux aliments

Source : Société suisse de nutrition, table de composition nutritionnelle suisse 2004, tableau des valeurs nutritives GU 2002/2003 (élaboré par les diététiciens de l' hôpital cantonal de Lucerne)

Viandes et charcuteries	mg de fer/100 g
Boudin	29,40
Foie de porc	18
Viande séchée des Grisons, jambon de bœuf	9,80
Foie de veau	7,90
Pâté de foie	3,30
Viande de chevreuil	3
Langue de bœuf	3
Canard	2,50
Viande de bœuf	2,10
Viande de veau	2
Oie	1,90
Viande d'agneau	1,80
Lapin	1,60
Viande de porc	1,40
Jambon	1,10
Fromage d'Italie, saucisse de Lyon, lard	0,80
Poulet	0,70

Poissons et fruits de mer	mg de fer/100 g
Huître, moule	5,80
Sardine à l'huile	2,50
Crustacés	2
Crevette	1,80
Maquereau frais ou fumé, thon à l'huile	1,20
Homard, perche	1
Carrelet	0,90
Sole, églefin	0,60
Cabillaud, flétan	0,50
Colin	0,20

Lait et produits laitiers, œufs	mg de fer/100 g
Parmesan	0,70
Fromage fondu	0,90
Lait écrémé en poudre	0,80
Fromage (emmental, gouda)	0,30
Fromage à tartiner à la crème et double crème	0,20
Fromage à pâte molle (brie, camembert)	0,20
Lait, yaourt, crème	0,10
Fromage blanc, crème, *cottage cheese*	0
Lait de soja	0,40
Jaune d'œuf	5,50
Œuf (100 g = 2 œufs)	1,80
Blanc d'œuf	0,10

Céréales, pain, produits de boulangerie, pâtes	mg de fer/100 g
Son de blé	16
Flocons de millet	9
Germe de blé	7,60
Flocons d'avoine, blé vert	4,20
Blé noir	3,50
Gruau d'orge	2,80
Farine de seigle	2,10
Riz complet	1,70
Farine de blé	1,50
Riz étuvé	1,40
Semoule de blé	1,10
Riz décortiqué	0,60
Pâtes aux œufs (poids sec)	3
Pâtes sans œufs (poids sec)	2,10
Pain suédois, complet avec sésame	4,30
Pain de seigle noir	3
Pain de seigle valaisan	2,40
Pain bis	2
Pain de seigle classique	1,70
Biscotte	1,30
Pain blanc	1,20
Petit-beurre	1,10

Légumes, pommes de terre, légumineuses	mg de fer/100 g
Salsifis	3,30
Épinards, côte de bettes	2,70
Mâche	2,10
Petits pois	1,90
Brocoli, chicorée	1,40
Cresson alénois	1,30
Chou de Bruxelles	1,10
Laitue, haricot vert, champignon de Paris, bolet	1
Poireau, asperge, betterave rouge	0,90
Radis	0,80
Chou blanc	0,60
Chou-fleur, chou-rave, chou rouge, choucroute, tomate	0,50
Pomme de terre, piment, radis, chou blanc	0,40
Aubergine, concombre, carotte, oignon	0,30
Endive	0,20
Graine de soja	9,70
Lentille sèche	8
Haricot blanc sec	7
Pois chiche sec	6,10
Tofu	5,40

Fruits, jus de fruits, noix, fruits séchés	mg de fer/100 g
Cassis	1,30
Groseille, mangue	1,20
Avocat, mûre	1
Figue fraîche	0,80
Framboise	0,70
Groseille à maquereau	0,60
Myrtille, mirabelle, citron	0,50
Abricot, fraise, kaki, cerise, kiwi	0,40
Mandarine, pêche, raisin, banane	0,40
Ananas, prune, rhubarbe	0,30
Orange	0,10
Pomme, poire, melon	0,20
Jus de raisin	0,30
Jus de pommes, jus d'orange, jus de pamplemousse	0,20

Jus de citron	0,10
Amande	4,20
Noisette	3,70
Noix de coco râpée	3,50
Noix du Brésil	3,10
Noix	2,50
Cacahuète	2,40
Châtaigne	1
Abricot séché	5,20
Figue séchée	2,50
Raisin sec, pruneau séché	2,30
Datte	3
Pomme séchée	2

VITAMINES ET ACIDE FOLIQUE

Une alimentation équilibrée et diversifiée fournit en principe suffisamment de vitamines et d'oligoéléments. Cependant, **les besoins en vitamines sont accrus chez la femme enceinte**, et certains médecins prescrivent donc automatiquement des compléments vitaminiques. Les besoins en vitamines B1, B2, B6, B12 et surtout B9 (les folates) sont augmentés au cours de la grossesse et les carences sont fréquentes. Il est recommandé, en France, de prescrire, par précaution, une supplémentation médicamenteuse en acide folique, à commencer au moment de l'arrêt d'une contraception, et à poursuivre pendant quatre semaines après l'accouchement, à la dose de 400 µg par jour.
En effet, la couverture des besoins en acide folique (vitamine B9) pose un problème, beaucoup de femmes montrant un taux abaissé dès le début de grossesse. Cette carence augmente le risque d'avortement spontané et de faible poids de naissance, et peut également être un facteur de risque pour la survenue de malformations (défaut de fermeture du tube neural du fœtus appelé *spina bifida*), entraîner une anomalie du développement du placenta et un retard de croissance du fœtus.
On conseille à toutes les femmes d'augmenter les apports alimentaires en acide folique, la supplémentation étant quasi systématique. Les légumes constituent la source d'apport principale et à hauteur de 20 % des apports chez les adultes. La deuxième source regroupe le pain et la panification sèche ainsi que les fruits chez les adultes (respectivement 10 % et 9 %).

LE RÔLE DES FOLATES

Les folates jouent un rôle fondamental dans le renouvellement de toutes les cellules de l'organisme, dans les processus de division cellulaire rapide, d'où leur intérêt chez le bébé qui est toujours en phase de croissance rapide. Associés à la vitamine B12, les folates participent à la synthèse du matériel génétique (ADN, ARN).

○ Sources alimentaires

L'acide folique, ou vitamine B9, est une vitamine hydrosoluble. Contenue dans la fraction aqueuse des aliments et des tissus, elle est vulnérable lors de la cuisson à l'eau. Pour bien conserver l'acide folique durant la cuisson, préférez les cuissons vapeur, à l'autocuiseur ou les cuissons rapides. L'acide folique est très sensible à l'oxydation, la chaleur, la lumière et à l'ébullition.

La plus grande partie des folates alimentaires est apportée par les légumes verts et les fruits : épinards, cresson, chicorée, mâche, melon... Vous en trouvez également dans les produits suivants : laitue, endive, chou, poireau, artichaut, haricots verts, petits pois, radis, asperge, betterave, courgette, avocat, lentilles, carotte, tomate, oignon, potiron, maïs, poivron, agrumes, banane, kiwi, orange, fruits rouges, banane.

Les fromages sont également une bonne source d'acide folique, mais tous ne sont pas conseillés durant la grossesse à cause du risque de listériose. Les œufs et oléagineux (noisettes, noix, amandes...) et les farines, pâtes, pains et riz permettent de varier les apports en folates et représentent un apport intéressant. Si la levure en paillettes a une teneur très élevée en acide folique, sa consommation (saupoudrée sur un plat, une salade ou dans un laitage) reste cependant trop faible en quantité, malgré son intérêt.

Retenez que les folates sont présents dans les légumes verts et dans les fruits, à consommer crus ou peu cuits, et que les besoins peuvent être couverts par une alimentation variée et équilibrée.

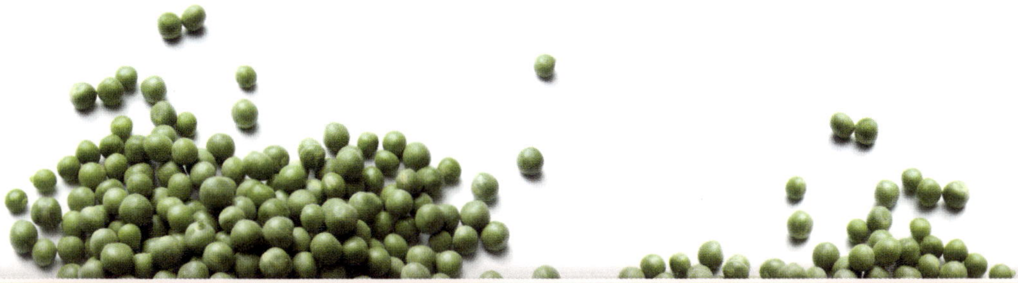

Les aliments les plus riches en vitamine B9

Source : table Ciqual, 2013

VITAMINE B9 en µg pour 100 g

Levure alimentaire	2500
Foie (poulet, veau, génisse)	450
Bloc de foie gras de canard, appertisé	354
Pâté de foie de volaille	321
Foie, agneau, cuit	310
Escalope végétale ou steak à base de soja	305
Foie de morue	263
Jaune d'œuf cuit	244
Cerfeuil frais	220
Poudre maltée, cacaotée et sucrée pour boisson	219
Farine de châtaignes	215
Cresson cru	214
Biscuit sec à teneur garantie en vitamines	212
Noisette	198
Persil frais	197
Pissenlit, cru	191
Céréales pour petit déjeuner (aliment moyen)	185
Tournesol, graine	182
Épinard, cru	175 (cuit 122)
Herbes aromatiques fraîches (aliment moyen)	171
Terrine de canard	168
Châtaigne grillée	164
Pâté de campagne	160
Foie de veau	155
Oseille cru	152
Müesli (aliment moyen)	138
Ciboule ou ciboulette fraîche	135
Noix séchée, cerneaux	135
Saint-marcellin	133
Jaune d'œuf cru	132
Pâté de foie de porc	132
Chicorée frisée crue	125
Pois cassé	118
Choux de Bruxelles cuit	110

Menthe fraîche	110
Mâche crue	107
Haricot mungo germé ou pousse de soja, frais	106
Œuf dur	106
Brocoli cuit	102
Melon frais	98
Camembert	97,02
Scarole	97
Sésame, pistache, cacahuète, amande	95,20
Biscotte	94,60
Poireau, laitue	91
Crottin de chèvre, chavignol et rocamadour	85,90
Haricot blanc, cuit	81
Chou-fleur, céleri cru	80,50
Pignon de pin	80,20
Avocat, asperge, betterave rouge cuite	76

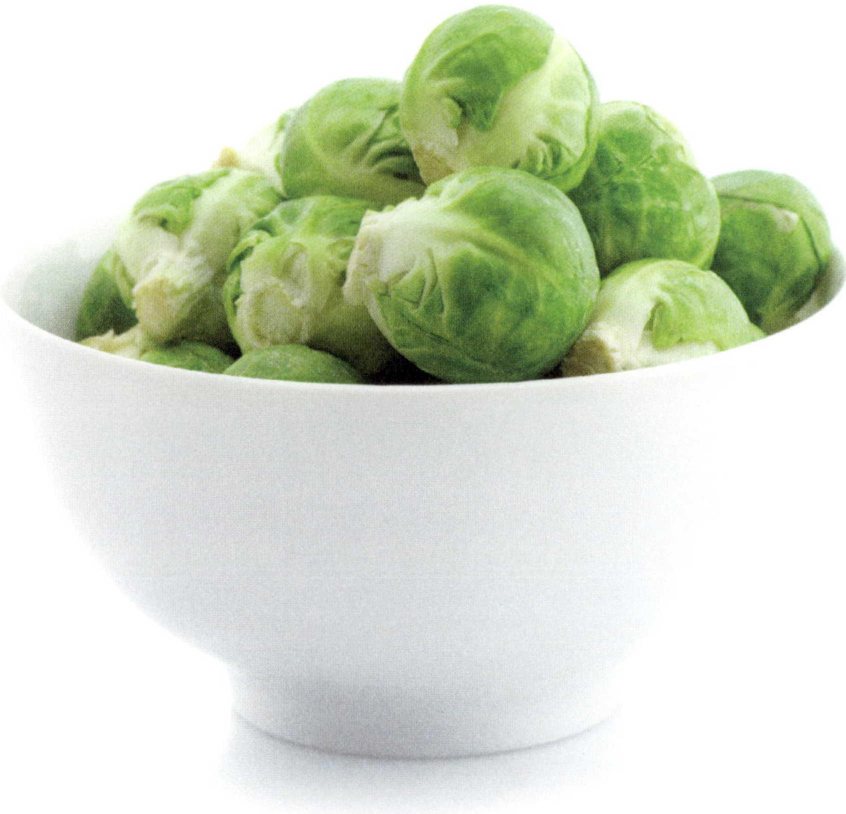

ADOLESCENTES

Notre propos ne sera pas de développer le contexte psychosocial des adolescentes qui est assez complexe car une grande proportion d'entre elles viennent d'un milieu socioéconomique défavorisé ou dysfonctionnel.
Nous nous intéresserons à la surveillance sur le plan nutritionnel, car les besoins spécifiques de cet âge se combinent à ceux de la grossesse.
Il est essentiel de dépister rapidement la grossesse afin d'entreprendre les soins prénataux le plus tôt possible et de maximiser la santé et le bien-être de la mère et du fœtus.
Ces jeunes filles n'ont pas toujours une alimentation suffisante lorsque le contexte économique de la famille est difficile. Il arrive aussi qu'elles se nourrissent mal et de façon anarchique (trop de gras et de sucre), fassent usage de tabac, d'alcool ou de drogues.
Pour la jeune femme qui n'a pas fini sa croissance, une compétition s'installe entre la croissance fœtale et la croissance maternelle.
Il est alors important de prendre suffisamment de poids (environ 15 à 16 kilos), ce qui n'est pas toujours facile à faire accepter chez une adolescente naturellement attachée au maintien de sa silhouette. La prise de poids nécessaire est souvent plus importante que la moyenne afin de suppléer à la propre croissance de la future maman et à celle du bébé. Le corps n'ayant pas fini de grandir, les déficits nutritionnels avec amaigrissement sont fréquents. Les adolescentes limitent souvent leur rapport énergétique et ont un risque accru de déficit, en particulier en calcium et en fer.

LES APPORTS RECOMMANDÉS

La femme enceinte au moment de l'adolescence doit accroître ses apports protéiques, estimés à environ 100 grammes par jour.
Il s'agit d'apporter plus de calcium, de protides, de sucres lents, de légumes et de fruits pour leurs fibres et vitamines essentielles pour les deux corps en croissance. En effet, l'anémie est fréquente et une supplémentation en fer est donc recommandée, de même qu'une supplémentation en vitamine D.

L'apport calcique est primordial et devrait correspondre à environ 1 600 mg par jour pour préserver le calcium des os. Le risque de déminéralisation osseuse est réel. Pensez aux laitages (lait, yaourts, fromages), aux eaux minéralisées riches en calcium, associés à des légumes et à des fruits.
De même, le risque de carence en acide folique étant élevé chez la jeune fille enceinte, il est justifié de supplémenter en folates, l'apport idéal étant de 400 µg de folates par jour.

GROSSESSE MULTIPLE

Votre corps va s'adapter et vos besoins nutritionnels ne seront que très légèrement supérieurs à ceux d'une grossesse unique. Les apports seront majorés d'environ 10 à 15 % par rapport à une grossesse simple. Augmentez votre dose de protéines (100 g de viande de plus par jour). Il faudra également veiller aux apports en calcium, qui doivent être augmentés, de même pour le fer et les acides gras essentiels.
La place prise par votre utérus étant supérieure à une grossesse simple, vous aurez certainement des difficultés à consommer un volume alimentaire suffisant sur un repas. Il est intéressant dans ce cas de fractionner les prises alimentaires afin de mettre en place une à trois collations par jour.

GROSSESSES RAPPROCHÉES

Une alimentation adaptée doit être conseillée car vos réserves en vitamine D, en folates, en calcium et en fer risquent d'être épuisées.
Le bilan sanguin prescrit en début de grossesse déterminera la nécessité d'une supplémentation en vitamines et minéraux spécifiques.
Si vous n'aviez pas retrouvé votre poids d'avant grossesse, surveillez d'autant plus votre alimentation pour éviter un surplus de poids trop élevé après cette deuxième grossesse.

OBÉSITÉ

L'obésité est associée à une augmentation des risques de malformation, d'hypertension artérielle, de diabète gestationnel (voir page 40). Ces risques seront réduits par une limitation de la prise pondérale grâce à une alimentation contrôlée, sans descendre en dessous de 1 600 kcal par jour au premier trimestre, sous suivi médical. Si la future maman a précédemment effectué des régimes restrictifs répétés, le risque de carence en fer, calcium et micronutriments doit être surveillé.

ALIMENTATIONS VÉGÉTARIENNE ET VÉGÉTALIENNE

Un régime végétarien bien mené fournit des éléments nutritifs nécessaires, sauf si plusieurs types d'aliments sont délaissés. Il convient d'être vigilante et encore plus attentive à ses apports. Il existe de nombreuses variantes de régimes végétarien et végétalien. Il faudra faire attention à l'apport en calcium en cas d'exclusion des laitages. Le fer devra être apporté en supplémentation. Les apports en vitamine D sont souvent insuffisants. Si tous les aliments d'origine animale sont exclus, un risque de carence existe pour de nombreux nutriments (vitamine B12, calcium, zinc, fer). Il faudra dans ce cas mettre en place une supplémentation médicamenteuse adaptée.

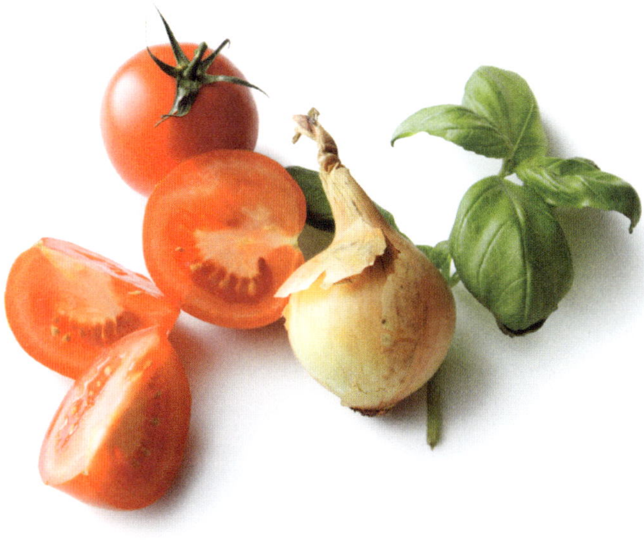

LES RISQUES LIÉS À L'ALIMENTATION

SÉCURITÉ SANITAIRE

Il importe d'être particulièrement vigilante quant à l'hygiène dès que vous envisagez une grossesse. Cela vous permettra de prévenir la plupart des risques d'infection. Certains gestes simples y contribuent largement : se laver les mains au savon plusieurs fois par jour, notamment après être allé aux toilettes, après avoir touché un chat, sa litière, ou tout animal.
De même, il importe de respecter méticuleusement **les règles d'hygiène dans la cuisine :**

- ✔Votre réfrigérateur et votre congélateur doivent faire l'objet de toutes vos attentions. Astreignez-vous à un grand nettoyage tous les quinze jours (avec du liquide vaisselle, de l'eau de Javel diluée). Respectez également la chaîne du froid en utilisant une glacière quand vous faites vos courses et assurez-vous que la température de votre réfrigérateur est suffisamment basse (2 °C pour la zone la plus froide). Mettez également un thermomètre dans votre congélateur (- 18 °C).
- ✔Conservez les aliments dans des récipients hermétiquement fermés ou recouverts d'un film plastique au réfrigérateur, et ne gardez pas plus de deux-trois jours les restes.
- ✔Vérifiez les dates de péremption des aliments avant de les consommer.
- ✔Pensez enfin à cuire à cœur les aliments d'origine animale que vous consommez (viande, poisson ou œuf) pour éviter les risques de contamination.

ALIMENTS À SURVEILLER

Il est conseillé de limiter la consommation de certains aliments :

- ✔**Le café :** il est recommandé de ne pas boire trop de café ou de boissons contenant de la caféine. La caféine est un stimulant du système nerveux central, c'est donc un excitant et il vaut mieux en modérer votre consommation pendant la grossesse. Il est déconseillé de consommer plus de trois tasses de café par jour. Un certain nombre de boissons (thé, certains sodas) contiennent de la caféine, mais en proportion variable.

✔ **L'alcool :** l'alcool est nocif à tous les stades de la grossesse. Le système nerveux central du fœtus est particulièrement sensible à l'exposition à l'alcool. Ce dernier traverse le placenta et se retrouve dans le sang du fœtus. Il n'existe aucune information concernant la quantité d'alcool qui peut être consommée sans risque au cours de la grossesse, et par mesure de prudence, il est vivement conseillé de ne pas en consommer du tout. Le vin, la bière, les alcools forts, les sodas alcoolisés seront remplacés par de l'eau gazeuse ou non, des jus de fruits ou de légumes...

✔ **Le foie des animaux** doit être limité car il a une concentration élevée en vitamine A qui peut représenter des risques pour le fœtus. Cela concerne également le foie gras.

✔ **Édulcorants :** en dehors des phénylcétonuries, la consommation d'aspartame ne pose pas de problème pendant la grossesse, aux doses habituelles. En revanche, la consommation de saccharine est déconseillée.

✔ Évitez la consommation de **cacahuètes**, qui augmenterait le risque de donner naissance à un enfant allergique.

✔ Bien que **le tabac** ne soit pas un aliment, pour le bon développement de votre bébé et pour votre santé, il est vivement conseillé d'arrêter de fumer. Le tabac diminue l'oxygénation placentaire et augmente le risque de prématurité ou de retard de croissance du bébé. N'hésitez pas à consulter un médecin ou un tabacologue pour vous faire aider.

PRÉVENTION DE CERTAINES INFECTIONS

Parmi les maladies transmises *via* les aliments, la listériose et la toxoplasmose sont particulièrement graves chez la femme enceinte. Généralement sans gravité, ce sont des affections qui peuvent s'avérer dangereuses pour votre bébé si vous les contractez pendant votre grossesse.

LA LISTÉRIOSE

Les aliments sont la principale voie de transmission de la listériose.
La listeria, la bactérie responsable de la listériose, est quant à elle très répandue dans l'environnement et peut se retrouver dans les aliments d'origine végétale ou animale, même réfrigérés. Elle est cependant sensible à la chaleur.

- **Aliments à éviter :**
  - ✔Les **fromages au lait cru** ainsi que les fromages râpés industriels, le lait non pasteurisé. De même, enlevez toujours la croûte des fromages. Pour ne pas manquer de calcium, préférez donc le lait pasteurisé ou stérilisé UHT, les fromages à pâte cuite et les fromages pasteurisés.
  - ✔La **viande peu ou mal cuite**, les charcuteries artisanales (rillettes, pâtés, foies gras, produits en gelée), les poissons crus (sushis), les coquillages crus ou peu cuits, le surimi, les aliments fumés. Privilégiez l'achat de charcuteries préemballées et évitez les produits à la coupe, les manipulations humaines maximisant le risque de contamination. Oubliez les tartares, carpaccios et la viande saignante. La bactérie étant sensible à la chaleur, réchauffez suffisamment vos plats et vos restes.
  - ✔Les **œufs** doivent être frais et consommés cuits (pas de mayonnaise, mousse chocolat, préparations à base d'œuf non cuits).
  - ✔Évitez les **aliments périssables** dont la limite de consommation est dépassée.

LA TOXOPLASMOSE

La toxoplasmose est causée par un parasite présent dans le tube digestif de certains animaux (chat, bœuf, porc, mouton...) et que l'on retrouve dans la terre et sur les végétaux mal lavés, mais également dans la viande crue ou peu cuite. Cette maladie peut être dangereuse pour votre bébé et provoquer des malformations. Elle peut se contracter par la consommation d'aliments mal lavés ou peu cuits. Il est par ailleurs possible que vous soyez déjà immunisée contre la toxoplasmose. Les résultats de votre première prise de sang vous préciseront si vous l'êtes ou non. Si vous ne l'êtes pas, vous devrez prendre quelques précautions.
L'infection humaine peut se produire par la consommation de viande contaminée crue ou insuffisamment cuite, la consommation d'aliments ou d'eau contaminée par de la terre ou des matières fécales de chat.
Quelques précautions simples réduisent au minimum le risque de contamination :

- ✔Mangez la viande bien cuite et lavez-vous les mains après toute manipulation, évitez les viandes fumées ou marinées.
- ✔Nettoyez à grandes eaux les fruits et les légumes contenant des traces de terre ainsi que les herbes aromatiques afin d'ôter tout résidu de terre, évitez les crudités en dehors de la maison. Veillez à toujours bien les laver

et les peler. Soyez encore plus vigilante avec les produits poussant dans la terre ou à ras la terre (carottes, fraises).

✔ Évitez le contact avec les chats.

1er TRIMESTRE

Il se peut que vous ne ressentiez pas le besoin de manger plus avant quelques semaines. Profitez de cette période pour rééquilibrer votre alimentation, manger des aliments variés et frais. En général, au cours des premier et deuxième mois de grossesse, il n'y a pas de prise de poids significative. La croissance du fœtus nécessite peu d'apports caloriques et la prise de poids ne devrait pas dépasser 1 kilo à 12 semaines. Ce n'est qu'à partir de la fin du troisième mois que la balance oscillera entre 1 et 1,5 kg de plus.

Vous devez commencer à penser à la composition de vos menus car il est important de consommer des aliments qui vous apportent les nutriments essentiels dont votre corps et le futur bébé ont besoin. Sans subir de changements tyranniques, votre mode de vie se modifie. Nous avons vu que les besoins caloriques sont peu modifiés, 150 kcal par jour ne bouleverse par vraiment votre alimentation. **C'est la période idéale pour réapprendre à manger, trois repas complets par jour en y ajoutant une collation.** Puisez dans chaque famille d'aliments, pensez aux légumes riches en acide folique (n'oubliez pas de bien les laver) et consommez de la viande et du poisson (bien cuits), sources de fer et de protéines.

Apprenez tous les aliments interdits (listériose et toxoplasmose), limitez le café, respectez votre prescription en acide folique, supprimez le tabac si ce n'est pas déjà fait... et fractionnez vos repas si vous avez des nausées.

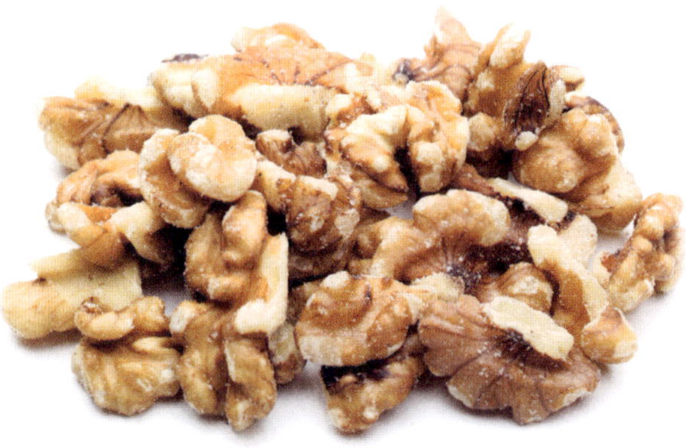

NAUSÉES ET VOMISSEMENTS

Les nausées et les vomissements sont assez fréquents au cours du premier trimestre de la grossesse, mais ils cessent généralement autour de la 20e semaine. Ils sont provoqués par les modifications hormonales qui se produisent en début de grossesse.
Il existe plusieurs méthodes pour les soulager, comme répartir vos repas en plusieurs repas légers tout au long de la journée, en évitant les repas copieux. Fractionnez-les et évitez les aliments gras. Ils auront l'avantage d'être légers et d'être digérés plus facilement.
Évitez de rester trop longtemps sans manger. Essayez de manger plus souvent et en plus petites quantités. Essayez le jus de citron additionné d'eau.
Quand elles surviennent le matin dès le réveil, grignotez une biscotte et attendez un peu avant de démarrer vos activités quotidiennes.
Les nausées disparaîtront généralement avant la fin du troisième mois.

LES ALIMENTS FORTS DES 3 PREMIERS MOIS

✔ **L'acide folique** joue un rôle fondamental en début de grossesse. Consommez des aliments qui en contiennent : les légumes verts (brocolis, salades, épinards), les légumes secs, les germes de blé, les œufs, les fromages (pasteurisés) et certains fruits (voir tableau page 56).

✔ **Viande et poisson** sont indispensables à la construction et au renouvellement des tissus du fœtus. Riches en protéines, ils participent également au développement de l'utérus et de la masse sanguine, fabriquent les os et les muscles du bébé. Les viandes renferment du fer essentiel en début de grossesse. Les poissons contiennent des oligoéléments nécessaires, tels que l'iode et le sélénium et, pour les plus gras, les acides gras essentiels pour le développement du cerveau du bébé.

✔ **Les œufs** sont également une bonne source de vitamines A et D.

✔ **Les fruits et légumes** contiennent des fibres, des vitamines et des minéraux essentiels. Certains, riches en vitamine C, aident l'organisme à fixer le fer contenu dans les aliments d'origine végétale.

✔ Pensez également aux **produits laitiers**, riches en calcium.

2e TRIMESTRE

La prise de poids est plus évidente au cours du deuxième trimestre de grossesse, vous prenez environ 5 kg au long de ces trois mois. Pendant cette période, vous augmentez légèrement votre apport calorique, de 350 kcal environ par jour. Par rapport au premier trimestre, la nécessité de consommer certains nutriments augmente : protéines, vitamine C et fer. Les besoins en acide folique restent les mêmes. Pour la plupart d'entre vous, les petits maux de la grossesse ont disparu. Profitez-en pour redécouvrir peu à peu le plaisir de manger.
Consommez des fibres pour maintenir une bonne santé intestinale. En effet, pendant la grossesse, l'appareil digestif fonctionne au ralenti, entraînant souvent une constipation, c'est une situation très fréquente.
Buvez abondamment, au moins 1,5 litre d'eau par jour, et mangez des aliments riches en fibres (pain, fruits, légumes). Une marche quotidienne stimulera le mouvement intestinal.

REMONTÉES ACIDES

Pendant la grossesse, le corps de la femme subit des changements hormonaux qui, entre autres, ralentissent sa digestion. Ce ralentissement peut entraîner un reflux de liquides de l'estomac vers l'œsophage, provoquant des brûlures d'estomac et du reflux gastrique.
Pour éviter ces désagréments, privilégiez les portions plus petites, mais mangez plus fréquemment et évitez de déjeuner et de dîner trop copieusement. Mangez lentement et mastiquez bien les aliments. Après un repas, attendez une à deux heures avant d'aller vous coucher et essayez de dormir avec le dos légèrement surélevé.
Évitez les aliments gras et frits, les desserts riches, les aliments épicés, le café et le thé, les boissons gazeuses.
Si les brûlures d'estomac et le reflux persistent, vous pouvez prendre des anti-acides, comme ceux à base de carbonate de calcium, mais seulement de façon temporaire. Consultez votre médecin ou votre sage-femme si les anti-acides ne vous soulagent que temporairement ou si vous devez en prendre régulièrement pendant plusieurs jours pour vous sentir mieux.

LES FRINGALES

Certains nutriments rassasient les gros appétits et sont assimilés lentement pendant la digestion. C'est le cas des pommes de terre, pain, pâtes, riz, semoule, céréales et légumes secs, qui sont d'excellentes sources de sucres lents. Associez-les avec des légumes. Le fœtus utilise en effet le glucose contenu dans les sucres lents comme source d'énergie. Évitez de craquer sur les sucres rapides comme les bonbons, sodas et autres sucreries qui provoquent une augmentation rapide du taux de sucre dans le sang et sont très vite absorbés. Fatigue et fringales reviennent aussi vite.

DIABÈTE GESTATIONNEL

Lors d'une prise de sang, on mesure la glycémie, c'est-à-dire le taux de sucre dans le sang. Après un repas, le pancréas sécrète de l'insuline pour faire rentrer le sucre dans les cellules. L'insuline permet de réguler le taux de sucre dans le sang. En seconde partie de grossesse, les besoins en insuline sont plus importants. Or nous avons vu qu'apparaît une réponse biologique à l'insuline diminuée (résistance à l'insuline) à partir du deuxième trimestre (voir page 31). Ceci doit provoquer une libération plus importante d'insuline pour réussir à faire rentrer le sucre dans les cellules et ainsi maintenir la glycémie stable. Si ce phénomène n'est pas compensé, cela déclenche un diabète, qui ne dure que le temps de la grossesse : le diabète gestationnel. Un examen est effectué pour le vérifier entre la 24e et la 28e semaine.

LES CRAMPES

Pendant la grossesse, les crampes sont très fréquentes, plus particulièrement la nuit pendant le sommeil. Elles sont souvent la conséquence d'une mauvaise circulation sanguine, car l'utérus grossissant a tendance à exercer une pression forte sur la veine cave. Si les crampes sont fréquentes la nuit, vous risquez d'en souffrir aussi pendant la journée. Il est préconisé, pour les diminuer, d'augmenter la consommation d'aliments riches en potassium. Il faut bien en manger tout au long de la journée et régulièrement, afin d'avoir un taux de potassium sanguin correct.

LES ALIMENTS RICHES EN POTASSIUM

- Épinards, bettes, avocat, pomme de terre, courge, patate douce, concombre, poivron, tomate, banane et abricot ;
- Fruits secs et oléagineux sont parmi les plus riches en potassium, encore plus riches que les fruits frais ;
- Légumes secs et céréales, germes de blé.

La recommandation des cinq fruits et légumes par jour, au minimum, participe donc à maintenir un taux de potassium satisfaisant.

Pensez aussi aux aliments riches en fer, essentiel à la formation des cellules sanguines.
Souvenez-vous que le fer d'origine animale est plus facilement assimilable par l'organisme. On retrouve du fer dans les viandes et les poissons, mais aussi les œufs, les lentilles et haricots blancs, les épinards, les brocolis...
En dessert, un fruit ou un laitage conviennent parfaitement.

GÉRER SES ENVIES

Les envies de la grossesse sont fréquentes, notamment à partir du deuxième trimestre. La plupart des professionnels évoquent des raisons psychologiques. La future maman traduirait ainsi un besoin d'attention. Ce qui est certain, c'est que l'odorat et le goût sont modifiés pendant la grossesse. N'oubliez pas que tout est dans la modération. Certains assurent également que les envies correspondent à des besoins physiologiques. Un grand nombre de futures mamans en manque de magnésium se rueraient sur le chocolat. Ne vous en privez pas mais toujours raisonnablement.

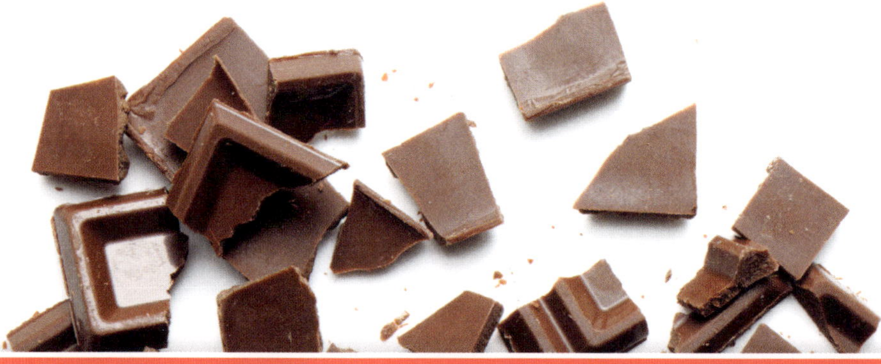

3e TRIMESTRE

C'est le moment pendant lequel le fœtus grandit rapidement et grossit d'environ 20 à 25 g par jour en se servant des réserves maternelles. Celles-ci représentent à peu près 3,5 kg sur les 12 kg normalement pris pendant la grossesse. Les autres kilos pris sont dus à l'accroissement des liquides interstitiels, c'est-à-dire de liquides venant se loger dans des espaces situés entre les cellules. L'accroissement du placenta et du liquide amniotique contribue à augmenter régulièrement le poids. Votre tension artérielle doit être surveillée. L'hypertension artérielle perturbe, en effet, le bon échange de l'oxygène et des nutriments entre la mère et l'enfant.

Prendre 5 kg au cours des trois derniers mois pour arriver à un total d'environ 12 kg en fin de grossesse implique que vous devez satisfaire vos propres besoins et ceux du futur bébé pour éviter les carences. Donc apporter l'énergie nécessaire fournie par les protéines et glucides lents et les lipides. Le stockage, la réserve de graisses de la femme enceinte déjà évoquée (voir page 44), est mis à contribution, particulièrement au cours du troisième trimestre, pour les besoins du fœtus.

LES APPORTS RECOMMANDÉS

L'intérêt de certains lipides réside dans leur apport en acides gras essentiels (les fameux oméga-3 et 6), qui tiennent une place majeure dans le développement du fœtus, de chaque organe, et plus particulièrement dans celui du cerveau. Les oméga-3 et 6 sont apportés par les huiles provenant des végétaux et les poissons. Vous devez également augmenter vos apports en fer, vitamines, minéraux et antioxydants. Pas de supplémentation en vitamines sans avis médical, une alimentation diversifiée comble parfaitement vos besoins en vitamines et minéraux pendant la grossesse. La supplémentation en vitamine D pendant la grossesse est la seule recommandée en France. Celle-ci favorise le passage du calcium de l'intestin vers le sang et sa fixation sur les os. Les apports de calcium au troisième trimestre doivent être de l'ordre de 1 200 mg par jour (produits laitiers, eaux riches en calcium).

Le traitement préventif de la carence en fer est capital pour le fœtus, mais aussi afin de prévenir l'anémie et l'asthénie du post-partum. Une supplémentation systématique en fer (de l'ordre de 50 mg par jour) durant le dernier trimestre de la grossesse est généralement prescrite.

Limitez les aliments trop gras (fritures, pâtisseries, chocolat) et trop sucrés (sodas sucrés, bonbons) pour éviter une prise de poids trop importante. Les kilos pris au-delà de ceux préconisés seront plus difficiles à perdre après la grossesse. Si vous avez des fringales, pas de bonbons ni de barres chocolatées, prenez plutôt une tranche de pain ou des sucres lents, un yaourt, un œuf dur et des crudités, des fruits. N'oubliez pas que vous avez droit à une ou deux collations dans la journée (voir page 73). **Pensez également à boire de l'eau.** Les reins doivent évacuer dans l'urine vos propres déchets mais également ceux du futur bébé. L'eau hydrate, lutte contre la constipation et participe au renouvellement du liquide amniotique.

CONSTIPATION

Elle peut s'intensifier dans les derniers mois de grossesse.
Elle peut résulter d'une alimentation insuffisante ou pauvre en fibres. On trouve les fibres principalement dans les légumes, les fruits, les céréales complètes. Le pain complet riche en son a l'inconvénient de diminuer l'absorption du fer et du calcium, minéraux indispensables pendant la grossesse. Préférez le pain semi-complet.
Buvez beaucoup d'eau (1,5 litre par jour au minimum). Vous pouvez aussi vous hydrater avec des soupes, des jus de fruits (1 à 2 verre par jour). Un verre d'eau le matin à jeun favorise le transit.
Rappelez-vous également que l'exercice physique permet de lutter contre la constipation. Astreignez-vous à 30 minutes de marche quotidienne, en l'absence de toute contre-indication.
Si la constipation persiste, demandez conseil à votre médecin ou à un pharmacien avant de prendre un laxatif.

RISQUE DE CELLULITE ET ŒDÈME

Durant la grossesse, le liquide plasmatique s'accroît et peut se diffuser en dehors des vaisseaux. Il stagne alors au niveau des chevilles et des jambes, et parfois au niveau des cuisses. Ces œdèmes, non inquiétants si la fonction rénale et la tension artérielle sont normales, correspondent à cet excès de liquide.
Tout d'abord, veillez à ne pas prendre trop de poids. Contrôlez votre consommation en graisses, particulièrement les graisses cachées (viandes, fromages, charcuteries, fritures, panures, beignets, viennoiseries, biscuits).

Les oméga-3 sont favorables au développement du cerveau du bébé, mais aident aussi à la perte de poids après l'accouchement. Mangez des poissons gras deux fois par semaine.
Bien que la rétention d'eau soit assez fréquente pendant la grossesse, il n'est pas nécessaire de s'astreindre à un régime sans sel. Une simple limitation de consommation suffit.
Préférez des douches tièdes à des douches trop chaudes.
Si vous n'avez pas de contre-indication, la marche est conseillée pour favoriser la circulation veineuse, en privilégiant de courts déplacements. Évitez la station debout immobile et toutes positions qui entravent la circulation sanguine : croisement des jambes, port de talons hauts... et mettez des chaussettes ou bas de contention. La surélévation des jambes dès que possible, au-dessus de l'horizontale, favorise le drainage des membres inférieurs.

TROUBLES DU SOMMEIL

En fin de grossesse, tout concourt à empêcher les futures mamans de dormir. Difficile de trouver une position confortable, petits tracas nocturnes (brûlures d'estomac, crampes, inquiétudes face au déroulement de l'accouchement qui se rapproche...).
Évitez les plats riches, gras et épicés au dîner qui alourdissent et ralentissent la digestion, tout comme les repas lourds consommés peu de temps avant d'aller dormir. Faites des dîners légers en quantité et en calories.
Consommez des glucides lents, comme les pâtes, le riz ou les pommes de terre.
Avant d'aller vous coucher, privilégiez tout ce qui est relaxant, comme une tisane ou un verre de lait tiède.

QUELQUES « RÉGIMES » UTILES

EN CAS DE CONTRÔLE DU POIDS

✔ 1er trimestre : régime 1 800 kcal : c'est un modèle alimentaire à suivre en cas de léger surpoids pour contrôler une prise de poids trop rapide. En cas de petit creux, il suffit de choisir, dans la liste page 73, une ou plusieurs collations par jour.

✔ 2e trimestre : régime 2 000 kcal, soit en suivant le régime normocalorique à 2 000 kcal (voir plus loin), soit en ajoutant une collation (200 kcal) au régime du 1er trimestre.

✔ 3e trimestre : régime 2 200 kcal, soit en suivant le régime normocalorique à 2 200 kcal (voir plus loin), soit en ajoutant une collation (200 kcal) au régime du 2er trimestre.

SI LE POIDS EST NORMAL

✔ 1er trimestre : régime normocalorique 2 000 kcal : c'est un modèle alimentaire à suivre en cas de poids normal. À suivre les trois premiers mois avant de passer à 2 200 kcal.

✔ 2e trimestre : régime normocalorique 2 200 kcal.

✔ 3e trimestre : régime normocalorique 2 400 kcal. En cas de faiblesse ou fringale dans la journée, il est préférable de reprendre le régime à 2 000 kcal du 1er trimestre en ajoutant deux collations par jour.

Pour tous ces régimes, en cas de perte de poids ou de faim, on peut ajouter une des collations à 200 kcal.

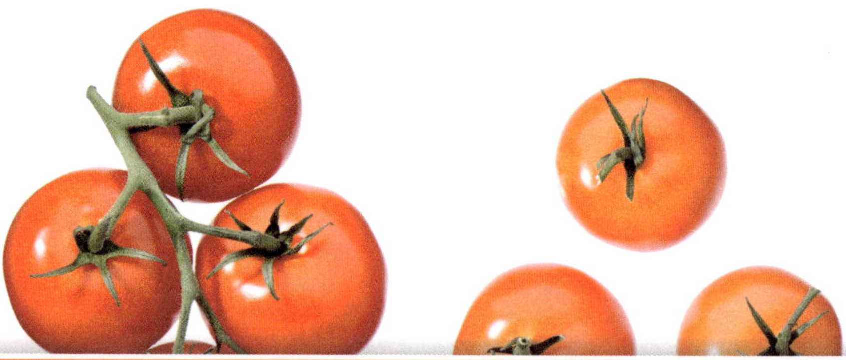

LES COLLATIONS À 200 KCAL

Les collations permettent d'ajuster le régime en fonction du poids, de l'âge, ou de combler des petites faims en cas de nécessité.

SALÉES

- ✔ Tomates cerise à croquer + 1 portion individuelle de camembert pasteurisé (20 g) + 2 fines tranches de pain complet de boulangerie
- ✔ 1 bol (250 ml) de soupe (à moins de 50 kcal/100 ml) + 1 laitage nature à 4 % de MG max.
- ✔ 1 tranche de jambon cuit + 2 fines tranches de pain complet de boulangerie + 1/2 cuil. à café ou 1 noisette de beurre
- ✔ 1 œuf dur + 1 fine tranche de pain complet de boulangerie + 1 fruit
- ✔ 1 petite bouteille de jus de tomates (200 ml environ) + 1 portion individuelle de 20 à 40 g de fromage pasteurisé selon le fromage (par exemple, 20 g de camembert) + 2 fines tranches de pain complet de boulangerie
- ✔ Bâtonnets de crudités à croquer + 5 amandes à croquer + 1 pot OU 1 gourde de compote de fruits sans sucres ajoutés
- ✔ 1 portion de fromage frais à tartiner + 2 fines tranches de pain complet de boulangerie + 1 fruit
- ✔ Bâtonnets de crudités à croquer + 1 fine tranche d'emmental (20 g environ) + 1 fruit
- ✔ 1 tranche de jambon cuit + 2 galettes de riz soufflé nature + 1 fruit
- ✔ 1 portion de fromage frais à tartiner + 2 gressins + 1 fruit

SUCRÉES

- ✔ 1 verre de lait demi-écrémé + 4 à 5 cuil. à soupe de céréales, soit environ 40 g (max. 380 kcal/100 g et 20 % de sucres simples)
- ✔ 1 laitage nature à 4 % de MG max. + 2 fines tranches de pain complet de boulangerie + 1 cuil. à café de confiture
- ✔ 1 laitage nature à 4 % de MG max. + 3 biscuits type petit-beurre
- ✔ 1 verre de lait demi-écrémé + 1 cuil. à café de cacao + 3 galettes de riz soufflé nature
- ✔ 1 laitage nature à 4 % de MG max. + 1 fruit + 5 amandes OU noix OU noisettes
- ✔ 2 fines tranches de pain complet de boulangerie + 2 cuil. à café rases de pâte à tartiner

- ✔ 2 fines tranches de pain complet de boulangerie + 1 cuil. à café de confiture OU miel + 1 laitage à 4 % de MG max.
- ✔ 2 gressins + 1 pot de compote de fruits sans sucres ajoutés + 1 laitage à 4 % de MG max.
- ✔ 3 galettes de riz soufflé nature + 2 petits carrés de chocolat + 1 laitage nature à 4 % de MG max.
- ✔ 15 amandes OU noix OU noisettes (20 g environ) + 1 fruit.

LISTE DES ÉQUIVALENCES

Les équivalences permettent d'utiliser la structure de chaque régime pour le modifier à son goût et composer d'autres menus que ceux proposés.

RAPPEL !

Dans les menus, tous les fromages indiqués doivent être pasteurisés et les œufs doivent être consommés cuits pour éviter les risques de salmonellose et/ou de listériose.

CÉRÉALES, FÉCULENTS, PAIN

40 g de pain complet, intégral, aux céréales, de seigle, de baguette tradition =

- ✔ 3 biscottes (3 × 10 g)
- ✔ 25 g de pain azyme
- ✔ 100 g poids cuit (4 cuil. à soupe) de céréales cuites (semoule, pâtes, riz, blé, quinoa...)
- ✔ 100 g poids cuit (4 cuil. à soupe) de légumineuses cuites (haricots secs, lentilles, pois chiches, pois cassés, flageolets...)
- ✔ 125 g de pommes de terre OU 160 g de patate douce
- ✔ 30 g de céréales (à moins de 380 kcal/100 g)
- ✔ 35 g de céréales au son de blé
- ✔ 4 galettes de céréales ou riz soufflé
- ✔ 25 g de farine

- **Plaisirs sucrés :**
  - ✔ 3 biscuits non fourrés spécial petit déjeuner = 30 g de pain + 10 g de beurre
  - ✔ 2 petits-beurre classiques = 2 sablés bretons au beurre = 1 biscuit avec tablette de chocolat = 1 cookie = 1 crêpe nature = 30 g de pain
  - ✔ 50 g de brioche OU baguette viennoise OU pain au lait = 40 g de pain + 10 g de beurre
  - ✔ 1 croissant de boulangerie OU 40 g de quatre-quarts OU brownie = 50 g de pain + 10 g de beurre
  - ✔ 1 pain au chocolat OU 1 pain aux raisins de boulangerie OU 6 chouquettes = 50 g de pain + 10 g de beurre + 1 fruit
  - ✔ 50 g de pain d'épices = 30 g de pain + 1 fruit

- **Plaisirs salés :**

100 g poids cuit de féculents + 10 g de matière grasse

  - ✔ 145 g de pommes de terre rissolées
  - ✔ 100 g de pommes noisettes
  - ✔ 75 g de frites
  - ✔ 60 g de pommes dauphine

FRUITS ET LÉGUMES

1 portion de fruit (fruit de taille moyenne) = 1 pomme, 1 poire, 1 orange, 1 pomelo, 1 pêche ou nectarine, 2 kiwis, 2 figues fraîches, 1 belle tranche d'ananas frais, 2 à 3 clémentines, 3 abricots, 1 petite barquette de fruits rouges hors cerises (200 g), 1 belle tranche de pastèque ou 1/2 melon (250 g).

Mais : 1/2 mangue (150 g), 10 à 15 cerises (120 g), 1 petite grappe de raisin (120 g), 1/2 banane (90 g).

OU 100 g de compote de fruits sans sucres ajoutés OU 150 ml (1 verre) de pur jus de fruits OU 100 g de fruits au sirop égouttés OU 30 g de fruits secs (pruneaux, abricots, figues, dattes, raisins...)

- **Plaisir :**

1 fruit =

  - ✔ 30 g de crème de marrons
  - ✔ 1 cuil. à soupe de miel ou confiture
  - ✔ 2 cuil. à soupe de cacao en poudre
  - ✔ 15 g de chocolat
  - ✔ 1 cuil. à café de pâte à tartiner (15 g)

Légumes à volonté (1 portion moyenne = 1 demi-assiette) : asperge, aubergine, blette, brocoli, concombre, cardon, carotte, céleri-branche, céleri-rave, chou blanc, chou vert, chou-fleur, chou rouge, chou chinois, chou-rave, chou romanesco, choux de Bruxelles, choucroute non cuisinée, chou de Bruxelles, cœur d'artichaut, toutes les variétés de courge (potiron, potimarron, pâtisson...), courgette, crosne, endive, épinards, fenouil, haricot vert, haricot beurre, navet, oseille, pissenlit, poireau, pois gourmands, poivron, pousses de bambou, pousses de soja, toutes les variétés de salades (laitue, scarole, iceberg, roquette, mâche, cresson...), radis roses, tomate, cœurs de palmier, fèves.

À limiter à 150 g par portion :

Courge butternut, artichaut (entier et fond), betterave rouge cuite, petits pois, panais, topinambour, rutabaga, salsifis.

PRODUITS LAITIERS

1 laitage nature sans sucre au lait demi-écrémé =

- ✔ 1 yaourt nature classique non sucré
- ✔ 100 g de fromage blanc nature à 4 % de MG
- ✔ 2 petits-suisses nature à 4 % de MG
- ✔ 150 ml de lait demi-écrémé pasteurisé ou stérilisé UHT

- **Plaisirs :**
  - ✔ 1 crème dessert (125 g) = 1 laitage + 1 fruit
  - ✔ 1 riz au lait ou 1 liégeois ou 1 flan caramel = 1 laitage + 1/2 fruit
  - ✔ 1 portion de fromage au lait pasteurisé (pas de fromages au lait cru) =
  - ✔ 30 g de fromage à moins de 45 % de MG sur extrait sec, soit moins de 25 % de MG sur produit fini (camembert, coulommiers, reblochon, brie, port-salut, neufchâtel, chaource, saint-marcellin, livarot, pont-l'évêque, vacherin-mont-d'Or, boulettes d'Avesnes, cabécou, bûche de chèvre, selles-sur-cher, feta, brique au lait de brebis...)
  - ✔ 25 g de fromage à pâte pressée non cuite (gouda, mimolette, munster, saint-nectaire, tomme de Savoie, sainte-maure...) ou de fromage frais ail et fines herbes
  - ✔ 20 g de fromage à pâte pressée cuite (emmental, comté, parmesan, beaufort, abondance de Savoie...)
  - ✔ 60 g de cancoillotte OU 50 g de ricotta OU 40 g de chèvre frais, de mozzarella

CORPS GRAS

1 cuil. à soupe d'huile =

- ✔ 10 g de beurre OU de margarine
- ✔ 20 g de beurre allégé OU de margarine allégée à 41 % de MG
- ✔ 30 g de crème fraîche à 30 % de MG (1 cuil. à soupe)
- ✔ 60 g de crème fraîche à 15 % de MG (2 cuil. à soupe)
- ✔ 15 g de graines oléagineuses (noix, noisettes, amandes, pignons...) ou de purée d'oléagineux
- ✔ 4 cuil. à soupe de lait de coco (40 g)

○ Plaisir :

- ✔ 1 cuil. à café de pâte à tartiner (15 g)

VIANDES, POISSONS, ŒUFS

125 g de viande maigre (veau, bœuf, porc dans le filet, gigot d'agneau) bien cuites =

- ✔ 150 g de poisson maigre (sole, lieu, merlan, lotte)
- ✔ 130 g de volaille sans la peau
- ✔ 100 à 125 g de poisson gras (sardine, maquereau, anchois, saumon, anguille, hareng)
- ✔ 130 g de jambon blanc dégraissé, blanc de dinde ou poulet
- ✔ 2 œufs

○ Plaisirs :

1/2 portion de viande, poisson ou œufs + 100 g poids cuit de féculents + 1 portion de fromage + 5 g de matière grasse =

- ✔ 1/3 de pizza à pâte fine (130 g)
- ✔ 1 part de quiche (140 g)
- ✔ 1 croissant au jambon
- ✔ 1 croque-monsieur (130 g)
- ✔ 1 friand à la viande ou au fromage (100 g)

MES MENUS

RÉGIME 1er TRIMESTRE : 1 800 KCAL

MENU TYPE

PETIT DÉJEUNER

- Thé ou café léger sans sucre
- 70 g de pain de boulangerie (complet, aux céréales, campagne ou baguette tradition)
- 15 g de beurre classique
- 1 laitage à 20 % de MG ou 150 ml de lait demi-écrémé
- 1 fruit

DÉJEUNER

- Crudités + 1 c. à c. d'huile
- 1 portion de viande, poisson ou œufs, cuite sans matière grasse
- Légumes cuits sans matière grasse + 5 g de MG
- 1 portion de 20 à 40 g selon les fromages
- 40 g de pain de boulangerie (complet, aux céréales, campagne ou baguette tradition)
- 1 fruit

DÎNER

- Crudités + 1 c. à c. d'huile
- 1 portion de viande, poisson ou œufs, cuite sans matière grasse
- Légumes cuits sans matière grasse
- 150 g poids cuit de féculents sans matière grasse (50 g poids cru) + 5 g de MG
- 1 laitage nature à 20 % de MG
- 1 fruit

MON MENU GROSSESSE DU 1er TRIMESTRE

semaine 1

	LUNDI	MARDI	MERCREDI
PETIT DÉJEUNER	- Thé ou café léger sans sucre - 5 fines tranches de pain complet - 15 g de beurre classique - 1 pot de fromage blanc nature à 4 % de MG - 250 g de fraises	- Thé ou café léger sans sucre - 5 petits pains suédois - 15 g de beurre classique - 1 tasse de lait demi-écrémé (150 ml) - 1 verre de jus de fruits 100 % pur jus sans sucres ajoutés (150 ml)	- Thé ou café léger sans sucre - 70 g de flocons d'avoine - 1 tasse de lait demi-écrémé (150 ml) avec 1 c. à s. de miel
DÉJEUNER	- Laitue et tomates cerise en vinaigrette avec 1 c. à c. d'huile - 2 œufs durs - Haricots verts aillés cuits avec 1 c. à c. d'huile - 20 g de camembert pasteurisé - 3 fines tranches de pain complet de boulangerie - 1/2 melon	- Rondelles de concombre à la menthe en vinaigrette avec 1 c. à c. d'huile - 1 pavé de saumon au jus de citron poêlé sans matière grasse - Épinards vapeur à la muscade avec 1 c. à c. de crème - 30 g de bûche de chèvre pasteurisée - 3 fines tranches de pain complet - 1 belle tranche de pastèque	- Salade de tomates au basilic et billes de mozzarella (40 g) en vinaigrette avec 1 c. à c. d'huile - Poêlée de courgettes aux herbes de Provence et coulis de tomates avec 1 steak haché à 5 % de MG émietté cuite avec 1 c. à c. d'huile - 3 fines tranches de pain complet de boulangerie - 1 poignée de cerises (10 à 15)
DÎNER	- Carottes râpées persillées en vinaigrette avec 1 c. à c. d'huile - 1 cuisse de poulet au paprika grillée sans la peau - 6 c. à s. de boulgour cuit sans matière grasse - Ratatouille cuite avec 1 c. à c. d'huile - 1 yaourt nature classique non sucré - 1 pêche	- Salade de mâche, chou rouge émincé et 125 g de miettes de thon au naturel en vinaigrette avec 1 c. à c. d'huile - Purée de patates douces (240 g) avec 1 noisette de beurre - 2 petits-suisses nature à 4 % de MG - 3 abricots	- 1 artichaut vapeur en vinaigrette avec 1 c. à c. d'huile et moutarde - 3 tranches de jambon blanc cuit supérieur - 6 c. à s. de pâtes cuites sans matière grasse avec 1 noisette de beurre - Dés d'aubergines grillés avec 1 c. à c. d'huile et graines de cumin - 1 yaourt nature classique non sucré

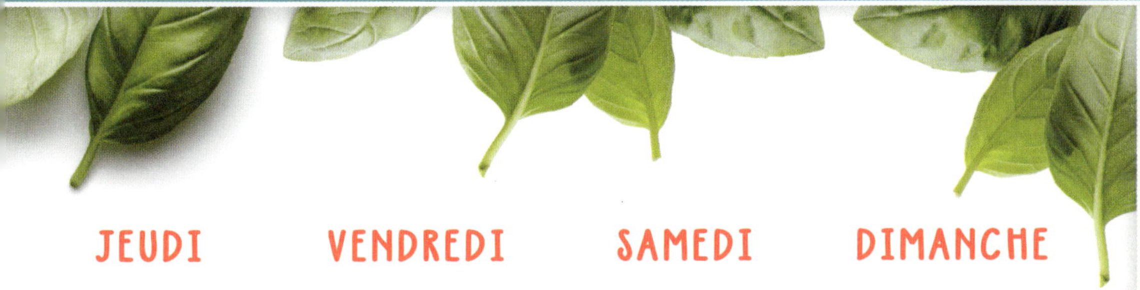

JEUDI	VENDREDI	SAMEDI	DIMANCHE
- Thé ou café léger sans sucre - 7 galettes de riz complet nature - 5 c. à c. de confiture - 1 pot de fromage blanc nature à 4 % de MG	- Thé ou café léger sans sucre - 5 fines tranches de pain complet - 15 g de beurre - 2 petits-suisses nature à 4 % de MG - 15 g de chocolat noir ou au lait	- 1 tasse de lait (150 ml) avec 1 c. à s. de cacao en poudre - 5 biscottes - 15 g de beurre - 1 kiwi	- Thé ou café léger sans sucre - 80 g de quatre-quarts - 1 yaourt nature classique non sucré
- Lamelles de champignons crus au jus de citron avec 1 c. à c. d'huile - Dés de filet mignon de porc bien cuit (125 g) à la coriandre, sauce soja et ananas au sirop (100 g environ) - 6 c. à s. de riz complet cuit sans matière grasse avec 1 noisette de beurre - Fondue de poireaux au bouillon de légumes sans matière grasse - 2 petits-suisses nature à 4 % de MG	- Pointes d'asperges et copeaux de parmesan (20 g) en vinaigrette avec 1 c. à c. d'huile - 1 côte de veau au curcuma grillée sans matière grasse - 6 c. à s. de lentilles cuites sans matière grasse - Poivrons grillés à l'ail avec 1 c. à c. d'huile - Salade de fraises (250 g) à la menthe et jus de citron	- Radis roses en rondelles avec 1 c. à s. de crème salée et poivrée - 1 filet de cabillaud en papillote à l'estragon avec 1 c. à c. d'huile - 6 c. à s. de quinoa cuit sans matière grasse - Fenouil braisé au coulis de tomates sans matière grasse - 1 pot de fromage blanc nature à 4 % de MG - 2 à 3 prunes	- Laitue et dés de feta (30 g) en vinaigrette avec 1 c. à c. d'huile - 150 g d'aiguillettes de dinde au curry poêlées sans matière grasse - 6 c. à s. de haricots rouges cuits au coulis de tomates avec 1 c. à c. d'huile - Rondelles de carottes vapeur - 1 pot de compote sans sucres ajoutés
- 1 tasse de gaspacho (150 ml) - Filets de sole (180 g) vapeur avec 1 noisette de beurre persillé - Écrasé de carottes avec 1 c. à c. d'huile - 1 fine tranche d'emmental (20 g) - 3 fines tranches de pain complet - 1 nectarine	- Salade de chou rouge émincé en vinaigrette avec 1 c. à c. d'huile - 2 œufs cuits en omelette sans matière grasse - Aubergines grillées à l'ail avec 1 c. à c. d'huile - 3 fines tranches de pain complet de boulangerie - 1 yaourt nature classique non sucré - 1 belle tranche de pastèque	- Cœurs de palmier en vinaigrette avec 1 c. à c. d'huile - Haricots plats poêlés persillés avec 1 c. à c. d'huile et 100 g de gésiers de volaille dégraissés - 25 g de fromage frais ail et fines herbes à tartiner - 3 fines tranches de pain complet de boulangerie - 1 petite grappe de raisin	- Pousses de haricot mungo et dés de tomates en vinaigrette avec 1 c. à c. d'huile - 4 filets de sardines en conserve en marinade sans huile - Rondelles de courgettes sautées avec 1 c. à c. d'huile - 3 fines tranches de pain complet de boulangerie - 1 yaourt nature classique non sucré - 1/2 melon

MON MENU GROSSESSE DU 1er TRIMESTRE

semaine 2

	LUNDI	MARDI	MERCREDI
PETIT DÉJEUNER	- Thé ou café léger sans sucre - 1/4 de baguette - 2 c. à c. de pâte à tartiner - 1 verre de lait demi-écrémé (150 ml) - 1 clémentine	- Thé ou café léger sans sucre - 7 galettes de riz soufflé nature - 3 c. à c. de confiture - 2 petits-suisses nature à 4 % de MG - 1 pomme	- 1 verre de lait demi-écrémé (150 ml) avec 1 c. à c. de cacao - 3 tranches de brioche - 1 kiwi
DÉJEUNER	- Endives émincées avec 2 cerneaux de noix, en vinaigrette avec 1 c. à c. d'huile - 2 tranches de jambon découenné dégraissé - Choucroute cuite sans matière grasse - 3 pommes de terre de taille moyenne cuites à la vapeur - 1 pot de fromage blanc nature à 20 % de MG - 1 poire	- 1/2 avocat au jus de citron - Omelette à la ciboulette (2 œufs), sans matière grasse, bien cuite - Champignons poêlés à l'ail avec 1 c. à c. d'huile - 6 c. à s. de blé au coulis de tomates - Milk-shake à la banane (1/2 banane, 1 verre de lait demi-écrémé, cannelle)	- Carottes râpées en vinaigrette avec 1 c. à c. d'huile - 1 cuisse de poulet rôti au four sans matière grasse - Chou frisé cuit au bouillon de légumes sans matière grasse - 6 c. à s. de pâtes avec 5 g de beurre et 20 g de parmesan râpé - 1 pot de compote de fruits sans sucres ajoutés
DÎNER	- Potage au potiron avec 1 c. à c. de crème - Mâche avec 125 g de thon au naturel émietté, 20 g de dés d'emmental, en vinaigrette avec 1 c. à c. d'huile - 3 fines tranches de pain complet de boulangerie - 1 petite grappe de raisin	- Céleri-rave râpé en vinaigrette avec 1 c. à c. d'huile - 1 steak haché de bœuf cuit sans matière grasse avec 1 c. à c. de moutarde - Haricots verts poêlés sans matière grasse et 5 g de beurre - 1 morceau de bûche de chèvre au lait pasteurisé (30 g environ) - 3 fines tranches de pain complet de boulangerie - 1 orange	- Pointes d'asperges en vinaigrette avec 1 c. à c. d'huile - 1 filet de cabillaud cuit au court-bouillon - Julienne de légumes au curry poêlée sans matière grasse avec 2 c. à s. de lait de coco - 3 fines tranches de pain complet de boulangerie - 1 yaourt nature classique non sucré - 6 litchis

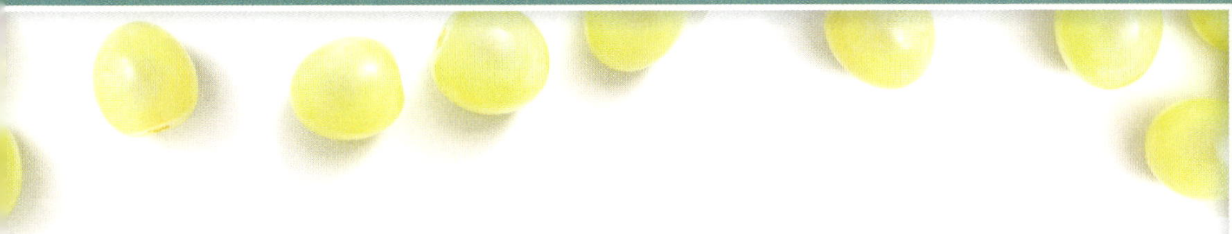

JEUDI	VENDREDI	SAMEDI	DIMANCHE
- Thé ou café léger sans sucre - 1/4 de baguette - 15 g de beurre - 1 pot de fromage blanc nature à 4 % de MG - 1 verre de pur jus de fruits (150 ml)	- Thé ou café léger sans sucre - 70 g de céréales (à moins de 380 kcal/100 g) - 1 verre de lait demi-écrémé (150 ml) - 5 pruneaux (30 g)	- Thé ou café léger sans sucre - 5 petits pains suédois - 3 c. à c. de confiture - 1 pot de fromage blanc nature à 4 % de MG - 2 kiwis	- Thé ou café léger sans sucre - 6 biscuits non fourrés spécial petit déjeuner - 1 yaourt nature classique non sucré - 1/2 pomelo
- Pousses de soja et dés d'ananas (80 g) au jus de citron avec 1 c. à c. d'huile - 1 côte de veau poêlée sans matière grasse avec 1 portion de fromage ail et fines herbes à faire fondre - 6 c. à s. de semoule avec 5 g de beurre - Ratatouille cuite sans matière grasse - 1/2 pomelo	- 6 c. à s. de maïs doux en vinaigrette avec 1 c. à c. d'huile - Aiguillettes de dinde au paprika poêlées avec 1 c. à c. d'huile - Mélange de légumes pour couscous vapeur - 1 pot de fromage blanc nature à 4 % de MG - 1 belle tranche d'ananas rôtie à la cannelle	- Chou rouge râpé, laitue, haricots verts avec dés de gouda au lait pasteurisé (25 g) en vinaigrette avec 2 c. à c. d'huile - 2 filets de maquereaux en conserve en marinade sans huile (et sans alcool) - 4 fines tranches de pain complet de boulangerie - 1/2 mangue	- Salade iceberg en vinaigrette avec 1 c. à c. d'huile - 2 tranches de rôti de veau cuit sans matière grasse - Haricots plats poêlés sans matière grasse - 6 c. à s. de polenta avec 1 c. à c. d'huile - 1 pot de fromage blanc nature à 4 % de MG - 2 prunes
- Mâche en vinaigrette avec 1 œuf dur et 1 c. à c. d'huile - Salsifis persillés poêlés avec 1 c. à c. d'huile et 5 tranches de filet de bacon émincées - 3 fines tranches de pain complet de boulangerie - 1 yaourt nature classique non sucré - 1/2 mangue	- Champignons émincés en vinaigrette avec 1 c. à c. d'huile - 1 pavé de saumon en papillote au jus de citron - Fondue de poireaux vapeur avec 1 c. à c. de crème safranée - 1 morceau de saint-nectaire au lait pasteurisé - 3 fines tranches de pain complet de boulangerie - 1 pot de compote sans sucres ajoutés	- Potage au potiron avec 2 c. à c. de crème - 6 c. à s. de boulgour avec 4 c. à s. de pois chiches au coulis de tomates - 2 petits-suisses nature à 4 % de MG - 1 orange	- Cœurs d'artichauts en vinaigrette avec 1 c. à c. d'huile - 2 tranches de poisson pané (70 % de poisson : colin, cabillaud) (100 g) - 150 g de petits pois-carottes - 1 portion de camembert au lait pasteurisé (30 g) - 3 fines tranches de pain complet de boulangerie - 2 fruits de la Passion

RÉGIME 2e TRIMESTRE : 2 000 KCAL

MENU TYPE

PETIT DÉJEUNER

- Café, thé ou infusion sans sucre
- 100 g de pain de boulangerie (complet, aux céréales, campagne ou baguette tradition)
- 15 g de beurre classique
- 1 laitage à 20 % de MG ou 150 ml de lait demi-écrémé
- 1 fruit

DÉJEUNER

- Crudités + 2 c. à c. d'huile
- 1 portion de viande, poisson ou œufs, cuite sans matière grasse
- Légumes cuits sans matière grasse + 5 g de MG
- 1 portion de 20 à 40 g selon les fromages
- 60 g de pain de boulangerie (complet, aux céréales, campagne ou baguette tradition)
- 1 fruit

DÎNER

- Crudités + 2 c. à c. d'huile
- 1 portion de viande, poisson ou œufs, cuite sans matière grasse
- Légumes cuits sans matière grasse
- 150 g poids cuit de féculents sans matière grasse (30 g poids cru) + 5 g de MG
- 1 laitage nature à 20 % de MG
- 1 fruit

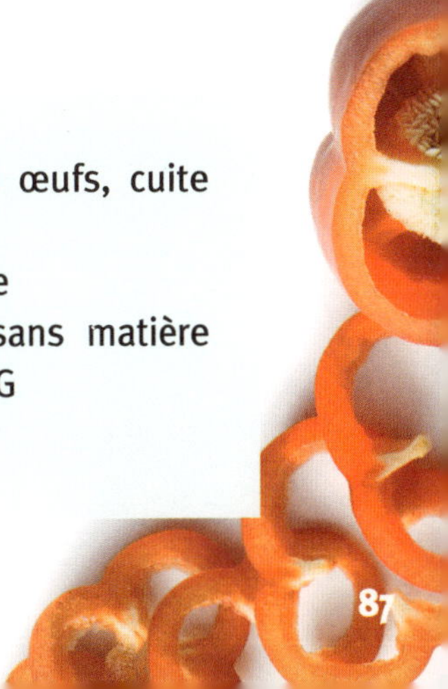

MON MENU GROSSESSE DU 2e TRIMESTRE

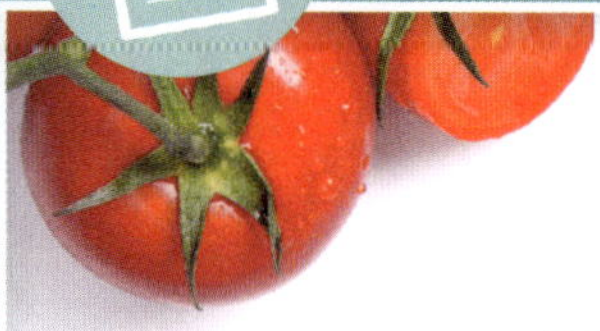

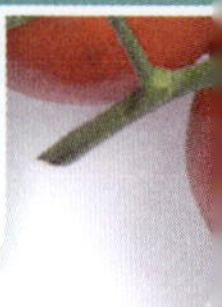

semaine 1

	LUNDI	MARDI	MERCREDI
PETIT DÉJEUNER	- Thé ou café léger sans sucre - 7 fines tranches de pain complet - 15 g de beurre classique - 1 pot de fromage blanc nature à 4 % de MG - 250 g de fraises	- Thé ou café léger sans sucre - 7 petits pains suédois - 15 g de beurre classique - 1 tasse de lait demi-écrémé (150 ml) - 1 verre de jus de fruits 100 % pur jus sans sucres ajoutés (150 ml)	- Thé ou café léger sans sucre - 90 g de flocons d'avoine - 1 tasse de lait demi-écrémé (150 ml) avec 1 c. à s. de miel
DÉJEUNER	- Laitue et tomates cerise en vinaigrette avec 2 c. à c. d'huile - 2 œufs en omelette ou au plat bien cuits - Haricots verts aillés cuits avec 1 c. à c. d'huile - 20 g de camembert pasteurisé - 4 fines tranches de pain complet de boulangerie - 1/2 melon	- Rondelles de concombre à la menthe en vinaigrette avec 2 c. à c. d'huile - 1 pavé de saumon poêlé sans matière grasse au jus de citron - Épinards vapeur à la muscade avec 1 c. à c. de crème - 30 g de bûche de chèvre pasteurisé - 4 fines tranches de pain complet - 1 belle tranche de pastèque	- Salade de tomates au basilic et billes de mozzarella (40 g) en vinaigrette avec 2 c. à c. d'huile - Poêlée de courgettes aux herbes de Provence et coulis de tomates avec 1 steak haché à 5 % de MG émietté cuite avec 1 c. à c. d'huile - 4 fines tranches de pain complet de boulangerie - 1 poignée de cerises (10 à 15)
DÎNER	- Carottes râpées persillées en vinaigrette avec 2 c. à c. d'huile - 1 cuisse de poulet sans la peau grillée au paprika - 6 c. à s. de boulgour cuit sans matière grasse - Ratatouille cuite avec 1 c. à c. d'huile - 1 yaourt nature classique non sucré - 1 pêche	- Salade de mâche, chou rouge émincé et 125 g de miettes de thon au naturel en vinaigrette avec 2 c. à c. d'huile - Purée de patates douces (240 g) avec 1 noisette de beurre - 2 petits-suisses nature à 20 % de MG - 3 abricots	- 1 artichaut vapeur en vinaigrette avec 2 c. à c. d'huile et moutarde - 3 tranches de jambon blanc cuit supérieur - 6 c. à s. de pâtes cuites sans matière grasse avec 1 noisette de beurre - Dés d'aubergines grillés avec 1 c. à c. d'huile et graines de cumin - 1 yaourt nature classique non sucré - 3 figues

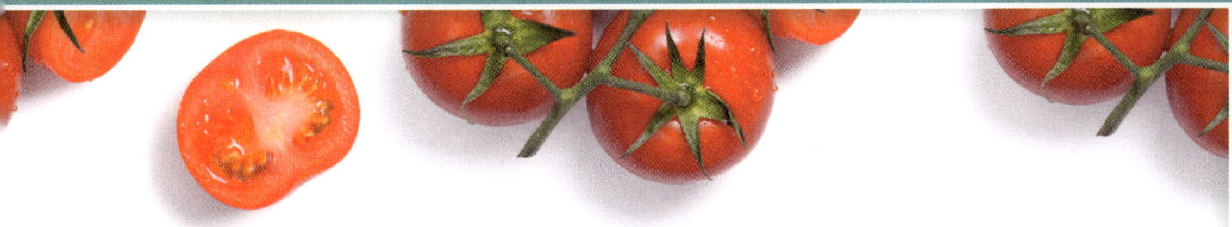

JEUDI

- Thé ou café léger sans sucre
- 10 galettes de riz complet nature
- 5 c. à c. de confiture
- 1 pot de fromage blanc nature à 4 % de MG

- Lamelles de champignons crus au jus de citron avec 2 c. à c. d'huile
- Dés de filet mignon de porc bien cuit (125 g) à la coriandre, sauce soja et ananas au sirop (100 g environ)
- 6 c. à s. de riz complet cuit sans matière grasse avec 1 noisette de beurre
- Fondue de poireaux au bouillon de légumes sans matière grasse
- 2 petits-suisses nature à 4 % de MG

- 1 tasse de gaspacho (150 ml)
- Filets de sole (180 g) vapeur avec 1 noisette de beurre persillé
- Écrasé de carottes avec 2 c. à c. d'huile
- 1 fine tranche d'emmental (20 g)
- 4 fines tranches de pain complet
- 1 nectarine

VENDREDI

- Thé ou café léger sans sucre
- 7 fines tranches de pain complet
- 15 g de beurre
- 2 petits-suisses nature à 4 % de MG
- 15 g de chocolat noir ou au lait

- Pointes d'asperges et copeaux de parmesan (20 g) en vinaigrette avec 2 c. à c. d'huile
- 1 côte de veau grillée au curcuma sans matière grasse
- 6 c. à s. de lentilles cuites sans matière grasse
- Poivrons grillés à l'ail avec 1 c. à c. d'huile
- Salade de fraises (250 g) à la menthe et jus de citron

- Salade de chou rouge émincé en vinaigrette avec 2 c. à c. d'huile
- 2 œufs cuits en omelette sans matière grasse
- Aubergines grillées à l'ail avec 1 c. à c. d'huile
- 4 fines tranches de pain complet de boulangerie
- 1 yaourt nature classique non sucré
- 1 belle tranche de pastèque

SAMEDI

- 1 tasse de lait demi-écrémé (150 ml) avec 1 c. à s. de cacao en poudre
- 7 biscottes
- 15 g de beurre
- 1 kiwi

- Radis roses en rondelles avec 2 c. à s. de crème salée et poivrée
- 1 filet de cabillaud en papillote à l'estragon avec 1 c. à c. d'huile
- 6 c. à s. de quinoa cuit sans matière grasse
- Fenouil braisé sans matière grasse au coulis de tomates
- 1 pot de fromage blanc nature à 4 % de MG
- 2 à 3 prunes

- Cœurs de palmier en vinaigrette avec 2 c. à c. d'huile
- Haricots plats poêlés persillés avec 1 c. à c. d'huile et 100 g de gésiers de volaille dégraissés
- 25 g de fromage frais ail et fines herbes à tartiner
- 4 fines tranches de pain complet de boulangerie
- 1 petite grappe de raisin

DIMANCHE

- Thé ou café léger sans sucre
- 80 g de quatre-quarts
- 1 yaourt nature classique

- Laitue et dés de feta (30 g) en vinaigrette avec 2 c. à c. d'huile
- 150 g d'aiguillettes de dinde au curry poêlées sans matière grasse
- 6 c. à s. de haricots rouges cuits au coulis de tomates avec 1 c. à c. d'huile
- Rondelles de carottes vapeur
- 2 fines tranches de pain complet
- 1 pot de compote sans sucres ajoutés

- Pousses de haricot mungo et dés de tomates en vinaigrette avec 2 c. à c. d'huile
- 4 filets de sardines en conserve en marinade sans huile
- Rondelles de courgettes sautées avec 1 c. à c. d'huile
- 4 fines tranches de pain complet de boulangerie
- 1 yaourt nature classique non sucré
- 1/2 melon

MON MENU GROSSESSE DU 2e TRIMESTRE

semaine 2

	LUNDI	MARDI	MERCREDI
PETIT DÉJEUNER	- Thé ou café léger sans sucre - 100 g de baguette - 2 c. à c. de pâte à tartiner - 1 verre de lait demi-écrémé (150 ml) - 1 clémentine	- Thé ou café léger sans sucre - 10 galettes de riz soufflé nature - 3 c. à c. de confiture - 2 petits-suisses nature à 4 % de MG - 1 pomme	- 1 verre de lait demi-écrémé (150 ml) avec 1 c. à c. de cacao - 4 tranches de brioche - 1 kiwi
DÉJEUNER	- Endives émincées avec 2 cerneaux de noix, en vinaigrette avec 1 c. à c. d'huile - 2 tranches de jambon découenné dégraissé - Choucroute cuite sans matière grasse - 3 pommes de terre de taille moyenne cuites à la vapeur avec 5 g de beurre - 1 pot de fromage blanc nature à 20 % de MG - 1 poire	- 1/2 avocat au jus de citron - Omelette à la ciboulette (2 œufs), sans matière grasse, bien cuite - Champignons poêlés à l'ail avec 1 c. à c. d'huile - 6 c. à s. de blé au coulis de tomates et 1 c. à c. d'huile - Milk-shake à la banane (1/2 banane, 1 verre de lait demi-écrémé, cannelle)	- Carottes râpées en vinaigrette avec 2 cuil. à café d'huile - 1 cuisse de poulet rôti au four sans matière grasse - Chou frisé cuit au bouillon de légumes sans matière grasse - 6 c. à s. de pâtes avec 5 g de beurre et 20 g de parmesan râpé - 1 pot de compote de fruits sans sucres ajoutés
DÎNER	- Potage au potiron avec 2 c. à c. de crème - Mâche avec 125 g de thon au naturel émietté, 20 g de dés d'emmental, en vinaigrette avec 1 cuil. à café d'huile - 4 fines tranches de pain complet de boulangerie - 1 petite grappe de raisin	- Céleri-rave râpé en vinaigrette avec 2 c. à c. d'huile - 1 steak haché de bœuf cuit sans matière grasse avec 1 c. à c. de moutarde - Haricots verts poêlés sans matière grasse et 5 g de beurre - 1 morceau de bûche de chèvre au lait pasteurisé (30 g environ) - 4 fines tranches de pain complet de boulangerie - 1 orange	- Pointes d'asperges en vinaigrette avec 2 c. à c. d'huile - 1 filet de cabillaud cuit au court-bouillon - Julienne de légumes au curry poêlée sans matière grasse avec 2 c. à s. de lait de coco - 4 fines tranches de pain complet de boulangerie - 1 yaourt nature classique non sucré - 6 litchis

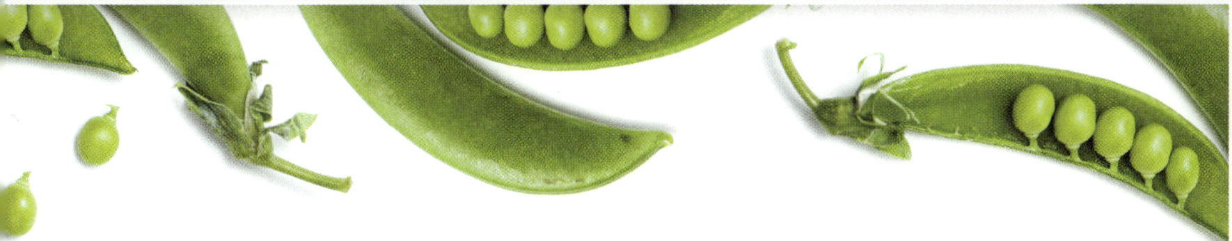

JEUDI	VENDREDI	SAMEDI	DIMANCHE
- Thé ou café léger sans sucre - 100 g de baguette - 15 g de beurre - 1 pot de fromage blanc nature à 4 % de MG - 1 verre de pur jus de fruits (150 ml)	- Thé ou café léger sans sucre - 85 g de céréales (à moins de 380 kcal/100 g) - 1 verre de lait demi-écrémé (150 ml) - 5 pruneaux (30 g)	- Thé ou café léger sans sucre - 7 petits pains suédois - 3 c. à c. de confiture - 1 pot de fromage blanc nature à 4 % de MG - 2 kiwis	- Thé ou café léger sans sucre - 7 biscuits non fourrés spécial petit déjeuner - 1 yaourt nature classique non sucré - 1/2 pomelo
- Pousses de soja et dés d'ananas (80 g) au jus de citron avec 2 c. à c. d'huile - 1 côte de veau poêlée sans matière grasse avec 1 portion de fromage ail et fines herbes à faire fondre - 6 c. à s. de semoule avec 5 g de beurre - Ratatouille cuite sans matière grasse - 1/2 pomelo	- 6 c. à s. de maïs doux en vinaigrette avec 2 c. à c. d'huile - Aiguillettes de dinde poêlées au paprika avec 1 c. à c. d'huile - Mélange de légumes pour couscous vapeur - 1 pot de fromage blanc nature à 4 % de MG - 1 belle tranche d'ananas rôtie à la cannelle	- Chou rouge râpé, laitue, haricots verts avec dés de gouda au lait pasteurisé (25 g) et 2 cerneaux de noix en vinaigrette avec 2 c. à c. d'huile - 2 filets de maquereaux en conserve en marinade sans huile (et sans alcool) - 5 fines tranches de pain complet de boulangerie - 1/2 mangue	- Salade iceberg en vinaigrette avec 2 c. à c. d'huile - 2 tranches de rôti de veau cuit sans matière grasse - Haricots plats poêlés sans matière grasse - 6 c. à s. de polenta avec 1 c. à c. d'huile - 1 pot de fromage blanc nature à 4 % de MG - 2 prunes
- Mâche en vinaigrette avec 1 œuf dur et 2 c. à c. d'huile - Salsifis persillés poêlés avec 1 c. à c. d'huile et 5 tranches de filet de bacon émincées - 4 fines tranches de pain complet de boulangerie - 1 yaourt nature classique non sucré - 1/2 mangue	- Champignons émincés en vinaigrette avec 1 c. à c. d'huile - 1 pavé de saumon en papillote au jus de citron - Fondue de poireaux vapeur avec 2 c. à c. de crème safranée - 1 morceau de saint-nectaire au lait pasteurisé - 4 fines tranches de pain complet de boulangerie - 1 pot de compote sans sucres ajoutés	- Potage au potiron avec 2 c. à c. de crème - 6 c. à s. de boulgour avec 4 cuil. à soupe de pois chiches au coulis de tomates et 1 c. à c. d'huile - 2 petits-suisses nature à 4 % de MG - 1 orange	- Cœurs d'artichauts en vinaigrette avec 2 c. à c. d'huile - 2 tranches de poisson pané (70 % de poisson : colin, cabillaud) (100 g) - 150 g de petits pois-carottes - 1 portion de camembert au lait pasteurisé (30 g) - 4 fines tranches de pain complet de boulangerie - 2 fruits de la Passion

MENU TYPE

PETIT DÉJEUNER

- Café, thé ou infusion sans sucre
- 125 g de pain de boulangerie (complet, aux céréales, campagne ou baguette tradition)
- 15 g de beurre classique
- 1 laitage à 20 % de MG ou 150 ml de lait demi-écrémé
- 1 fruit

DÉJEUNER

- Crudités + 2 c. à c. d'huile
- 1 portion de viande, poisson ou œufs, cuite sans matière grasse
- Légumes cuits sans matière grasse + 5 g de MG
- 1 portion de 20 à 40 g selon les fromages
- 80 g de pain de boulangerie (complet, aux céréales, campagne ou baguette tradition)
- 1 fruit

DÎNER

- Crudités + 2 c. à c. d'huile
- 1 portion de viande, poisson ou œufs, cuite sans matière grasse
- Légumes cuits sans matière grasse
- 200 g poids cuit de féculents sans matière grasse (30 g poids cru) + 5 g de MG
- 1 laitage nature à 20 % de MG
- 1 fruit

MON MENU GROSSESSE DU 3e TRIMESTRE

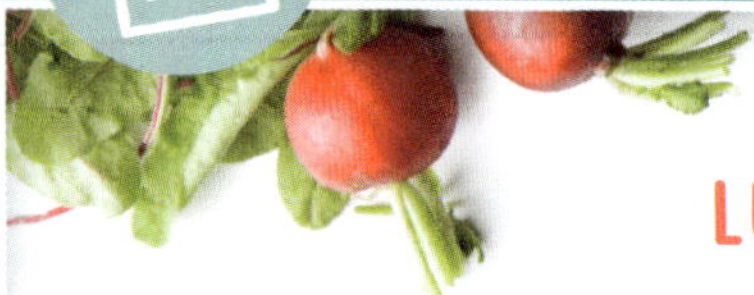

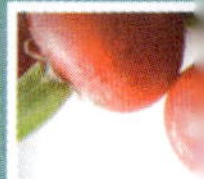

semaine 1

	LUNDI	MARDI	MERCREDI
PETIT DÉJEUNER	- Thé ou café léger sans sucre - 9 fines tranches de pain complet - 15 g de beurre classique - 1 pot de fromage blanc nature à 4 % de MG - 250 g de fraises	- Thé ou café léger sans sucre - 9 petits pains suédois - 15 g de beurre classique - 1 tasse de lait demi-écrémé (150 ml) - 1 verre de jus de fruits 100 % pur jus sans sucres ajoutés (150 ml)	- Thé ou café léger sans sucre - 110 g de flocons d'avoine - 1 tasse de lait demi-écrémé (150 ml) avec 1 c. à s. de miel
DÉJEUNER	- Laitue et tomates cerise en vinaigrette avec 2 c. à c. d'huile - 2 œufs en omelette ou au plat bien cuits - Haricots verts aillés cuits avec 1 c. à c. d'huile - 20 g de camembert pasteurisé - 5 fines tranches de pain complet de boulangerie - 1/2 melon	- Rondelles de concombre à la menthe en vinaigrette avec 2 c. à c. d'huile - 1 pavé de saumon poêlé sans matière grasse au jus de citron - Épinards vapeur à la muscade avec 1 c. à c. de crème - 30 g de bûche de chèvre pasteurisé - 5 fines tranches de pain complet - 1 belle tranche de pastèque	- Salade de tomates au basilic et billes de mozzarella (40 g) en vinaigrette avec 2 c. à c. d'huile - Poêlée de courgettes aux herbes de Provence et coulis de tomates avec 1 steak haché à 5 % de MG émietté cuite avec 1 c. à c. d'huile - 5 fines tranches de pain complet de boulangerie - 1 poignée de cerises (10 à 15)
DÎNER	- Carottes râpées persillées en vinaigrette avec 2 c. à c. d'huile - 1 cuisse de poulet sans la peau grillée au paprika - 8 c. à s. de boulgour cuit sans matière grasse - Ratatouille cuite avec 1 c. à c. d'huile - 1 yaourt nature classique non sucré - 1 pêche	- Salade de mâche, chou rouge émincé et 125 g de miettes de thon au naturel en vinaigrette avec 2 c. à c. d'huile - Purée de patates douces (320 g) avec 1 noisette de beurre - 2 petits-suisses nature à 20 % de MG - 3 abricots	- 1 artichaut vapeur en vinaigrette avec 2 c. à c. d'huile et moutarde - 3 tranches de jambon blanc cuit supérieur - 8 c. à s. de pâtes cuites sans matière grasse avec 1 noisette de beurre - Dés d'aubergines grillés avec 1 c. à c. d'huile et graines de cumin - 1 yaourt nature classique non sucré - 3 figues

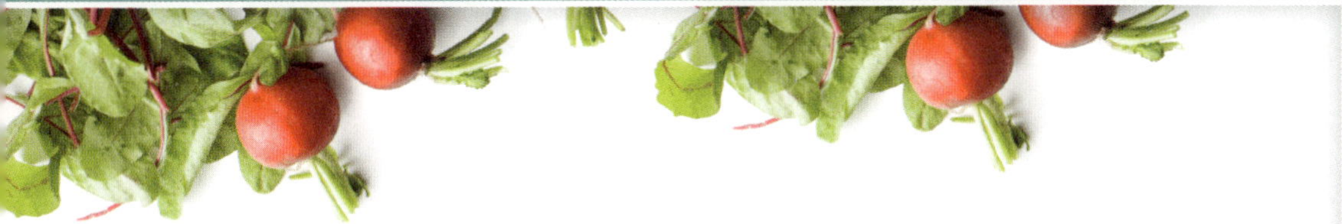

JEUDI	VENDREDI	SAMEDI	DIMANCHE
- Thé ou café léger sans sucre - 12 galettes de riz complet nature - 5 c. à c. de confiture - 1 pot de fromage blanc nature à 4 % de MG	- Thé ou café léger sans sucre - 9 fines tranches de pain complet - 15 g de beurre - 2 petits-suisses nature à 4 % de MG - 15 g de chocolat noir ou au lait	- 1 tasse de lait demi-écrémé (150 ml) avec 1 c. à s. de cacao en poudre - 9 biscottes - 15 g de beurre - 1 kiwi	- Thé ou café léger sans sucre - 100 g de quatre-quarts - 1 yaourt nature classique
- Lamelles de champignons crus au jus de citron avec 2 c. à c. d'huile - Dés de filet mignon de porc bien cuit (125 g) à la coriandre, sauce soja et ananas au sirop (100 g environ) - 8 c. à s. de riz complet cuit sans matière grasse avec 1 noisette de beurre - Fondue de poireaux au bouillon de légumes sans matière grasse - 2 petits-suisses nature à 4 % de MG	- Pointes d'asperges et copeaux de parmesan (20 g) en vinaigrette avec 2 c. à c. d'huile - 1 côte de veau grillée au curcuma sans matière grasse - 8 c. à s. de lentilles cuites sans matière grasse - Poivrons grillés à l'ail avec 1 c. à c. d'huile - Salade de fraises (250 g) à la menthe et jus de citron	- Radis roses en rondelles avec 2 c. à s. de crème salée et poivrée - 1 filet de cabillaud en papillote à l'estragon avec 1 c. à c. d'huile - 8 c. à s. de quinoa cuit sans matière grasse - Fenouil braisé sans matière grasse au coulis de tomates - 1 pot de fromage blanc nature à 4 % de MG - 2 à 3 prunes	- Laitue et dés de feta (30 g) en vinaigrette avec 2 c. à c. d'huile - 150 g d'aiguillettes de dinde au curry poêlées sans matière grasse - 8 c. à s. de haricots rouges cuits au coulis de tomates avec 1 c. à c. d'huile - 2 fines tranches de pain complet - 1 pot de compote sans sucres ajoutés
- 1 tasse de gaspacho (150 ml) - Filets de sole (180 g) vapeur avec 1 noisette de beurre persillé - Écrasé de carottes avec 2 c. à c. d'huile - 1 fine tranche d'emmental (20 g) - 5 fines tranches de pain complet - 1 nectarine	- Salade de chou rouge émincé en vinaigrette avec 2 c. à c. d'huile - 2 œufs cuits en omelette sans matière grasse - Aubergines grillées à l'ail avec 1 c. à c. d'huile - 5 fines tranches de pain complet de boulangerie - 1 yaourt nature classique non sucré - 1 belle tranche de pastèque	- Cœurs de palmier en vinaigrette avec 2 c. à c. d'huile - Haricots plats poêlés persillés avec 1 c. à c. d'huile et 100 g de gésiers de volaille dégraissés - 25 g de fromage frais ail et fines herbes à tartiner - 5 fines tranches de pain complet de boulangerie - 1 petite grappe de raisin	- Pousses de haricot mungo et dés de tomates en vinaigrette avec 2 c. à c. d'huile - 4 filets de sardines en conserve en marinade sans huile - Rondelles de courgettes sautées avec 1 c. à c. d'huile - 4 fines tranches de pain complet de boulangerie - 1 yaourt nature classique non sucré - 1/2 melon

MON MENU GROSSESSE DU 3e TRIMESTRE

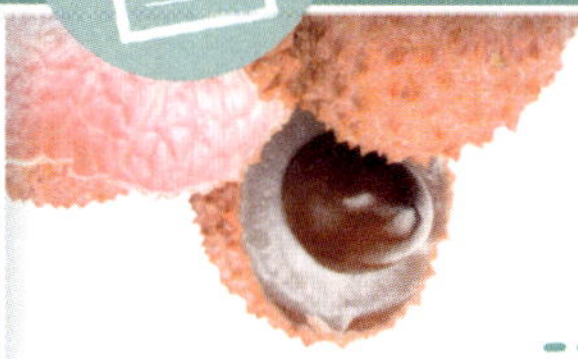

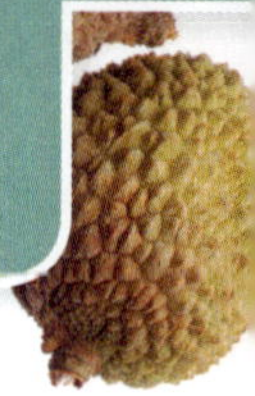

semaine 2

	LUNDI	MARDI	MERCREDI
PETIT DÉJEUNER	- Thé ou café léger sans sucre - 1/2 baguette - 2 c. à c. de pâte à tartiner - 1 verre de lait demi-écrémé (150 ml) - 1 clémentine	- Thé ou café léger sans sucre - 12 galettes de riz soufflé nature - 3 c. à c. de confiture - 2 petits-suisses nature à 4 % de MG - 1 pomme	- 1 verre de lait demi-écrémé (150 ml) avec 1 c. à c. de cacao - 5 tranches de brioche - 1 kiwi
DÉJEUNER	- Endives émincées avec 2 cerneaux de noix, en vinaigrette avec 1 c. à c. d'huile - 2 tranches de jambon découenné dégraissé - Choucroute cuite sans matière grasse - 4 pommes de terre de taille moyenne cuites à la vapeur avec 5 g de beurre - 1 pot de fromage blanc nature à 20 % de MG - 1 poire	- 1/2 avocat au jus de citron - Omelette à la ciboulette (2 œufs), sans matière grasse, bien cuite - Champignons poêlés à l'ail avec 1 c. à c. d'huile - 8 c. à s. de blé au coulis de tomates et 1 c. à c. d'huile - Milk-shake à la banane (1/2 banane, 1 verre de lait demi-écrémé, cannelle)	- Carottes râpées en vinaigrette avec 2 c. à c. d'huile - 1 cuisse de poulet rôti au four sans matière grasse - Chou frisé cuit au bouillon de légumes sans matière grasse - 8 c. à s. de pâtes avec 5 g de beurre et 20 g de parmesan râpé - 1 pot de compote de fruits sans sucres ajoutés
DÎNER	- Potage au potiron avec 2 c. à c. de crème - Mâche avec 125 g de thon au naturel émietté, 20 g de dés d'emmental, en vinaigrette avec 1 c. à c. d'huile - 5 fines tranches de pain complet de boulangerie - 1 petite grappe de raisin	- Céleri-rave râpé en vinaigrette avec 2 c. à c. d'huile - 1 steak haché de bœuf cuit sans matière grasse avec 1 c. à c. de moutarde - Haricots verts poêlés sans matière grasse et 5 g de beurre - 1 morceau de bûche de chèvre au lait pasteurisé (30 g environ) - 5 fines tranches de pain complet de boulangerie	- Pointes d'asperges en vinaigrette avec 2 c. à c. d'huile - 1 filet de cabillaud cuit au court-bouillon - Julienne de légumes au curry poêlée sans matière grasse avec 2 c. à s. de lait de coco - 5 fines tranches de pain complet de boulangerie - 1 yaourt nature classique non sucré - 6 litchis

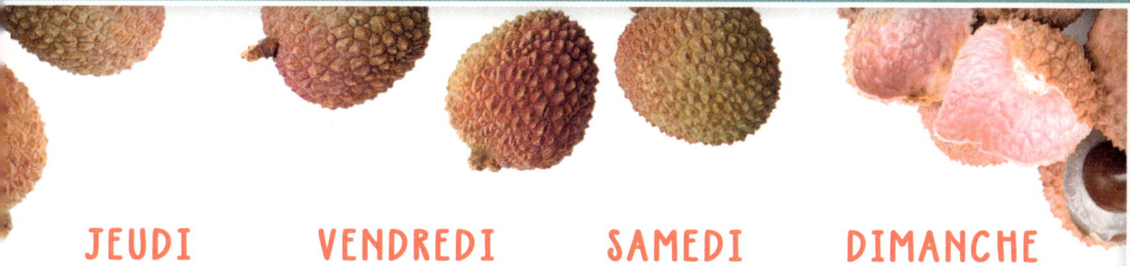

JEUDI	VENDREDI	SAMEDI	DIMANCHE
- Thé ou café léger sans sucre - 1/2 baguette - 15 g de beurre - 1 pot de fromage blanc nature à 4 % de MG - 1 verre de pur jus de fruits (150 ml)	- Thé ou café léger sans sucre - 100 g de céréales (à moins de 380 kcal/100 g) - 1 verre de lait demi-écrémé (150 ml) - 5 pruneaux (30 g)	- Thé ou café léger sans sucre - 8 petits pains suédois - 3 c. à c. de confiture - 1 pot de fromage blanc nature à 4 % de MG - 2 kiwis	- Thé ou café léger sans sucre - 8 biscuits non fourrés spécial petit déjeuner - 1 yaourt nature classique non sucré - 1/2 pomelo
- Pousses de soja et dés d'ananas (80 g) au jus de citron avec 2 c. à c. d'huile - 1 côte de veau poêlée sans matière grasse avec 1 portion de fromage ail et fines herbes à faire fondre - 8 c. à s. de semoule avec 5 g de beurre - Ratatouille cuite sans matière grasse - 1/2 pomelo	- 8 c. à s. de maïs doux en vinaigrette avec 2 c. à c. d'huile - Aiguillettes de dinde poêlées au paprika avec 1 c. à c. d'huile - Mélange de légumes pour couscous vapeur - 1 pot de fromage blanc nature à 4 % de MG - 1 belle tranche d'ananas rôtie à la cannelle	- Chou rouge râpé, laitue, haricots verts avec dés de gouda au lait pasteurisé (25 g) et 2 cerneaux de noix en vinaigrette avec 2 c. à c. d'huile - 2 filets de maquereaux en conserve en marinade sans huile (et sans alcool) - 6 fines tranches de pain complet de boulangerie - 1/2 mangue	- Salade iceberg en vinaigrette avec 2 c. à c. d'huile - 2 tranches de rôti de veau cuit sans matière grasse - Haricots plats poêlés sans matière grasse - 8 c. à s. de polenta avec 1 c. à c. d'huile - 1 pot de fromage blanc nature à 4 % de MG - 2 prunes
- Mâche en vinaigrette avec 1 œuf dur et 2 c. à c. d'huile - Salsifis persillés poêlés avec 1 c. à c. d'huile et 5 tranches de filet de bacon émincées - 1 yaourt nature classique non sucré - 5 fines tranches de pain complet de boulangerie - 1/2 mangue	- Champignons émincés en vinaigrette avec 1 c. à c. d'huile - 1 pavé de saumon en papillote au jus de citron - Fondue de poireaux vapeur avec 2 c. à c. de crème safranée - 1 morceau de saint-nectaire au lait pasteurisé - 5 fines tranches de pain complet de boulangerie - 1 pot de compote sans sucres ajoutés	- Potage au potiron avec 2 c. à c. de crème - 8 c. à s. de boulgour avec 4 c. à s. de pois chiches au coulis de tomates et 1 c. à c. d'huile - 2 petits-suisses nature à 4 % de MG - 1 orange	- Cœurs d'artichauts en vinaigrette avec 2 c. à c. d'huile - 2 tranches de poisson pané (70 % de poisson : colin, cabillaud) (100 g) - 150 g de petits pois-carottes - 1 portion de camembert au lait pasteurisé (30 g) - 5 fines tranches de pain complet de boulangerie - 2 fruits de la Passion

CARNET DE RECETTES

ENTRÉES

AUMÔNIÈRE À LA CHOUCROUTE ET SAUCE À LA CRÈME

INGRÉDIENTS POUR 1 PERSONNE :

- 200 g de choucroute nature non cuisinée
- 2 feuilles de brick
- 120 g de filets de bacon
- 1/2 échalote
- Baies de genièvre
- 1 c. à s. de crème fraîche
- Poivre du moulin

1. Laver la choucroute à l'eau tiède et bien la presser. La blanchir à deux reprises en la plongeant dans un bain d'eau bouillante non salée, puis la rincer à l'eau froide en l'effilochant et en la pressant pour bien l'égoutter. Préchauffer le four à 180 °C (th. 6).

2. Étaler les feuilles de brick, puis répartir la choucroute et les tranches de bacon. Poivrer.

3. Refermer les feuilles de bricks en aumônière en les maintenant à l'aide de ficelle alimentaire. Enfourner pour environ 15 min.

4. Éplucher et émincer l'échalote. La faire revenir dans une poêle à revêtement antiadhésif à sec avec les baies de genièvre, puis baisser le feu et ajouter la crème. Rectifier l'assaisonnement et réserver.

5. Sortir les feuilles de brick du four dès qu'elles sont bien dorées et les servir accompagnées de la sauce à la crème.

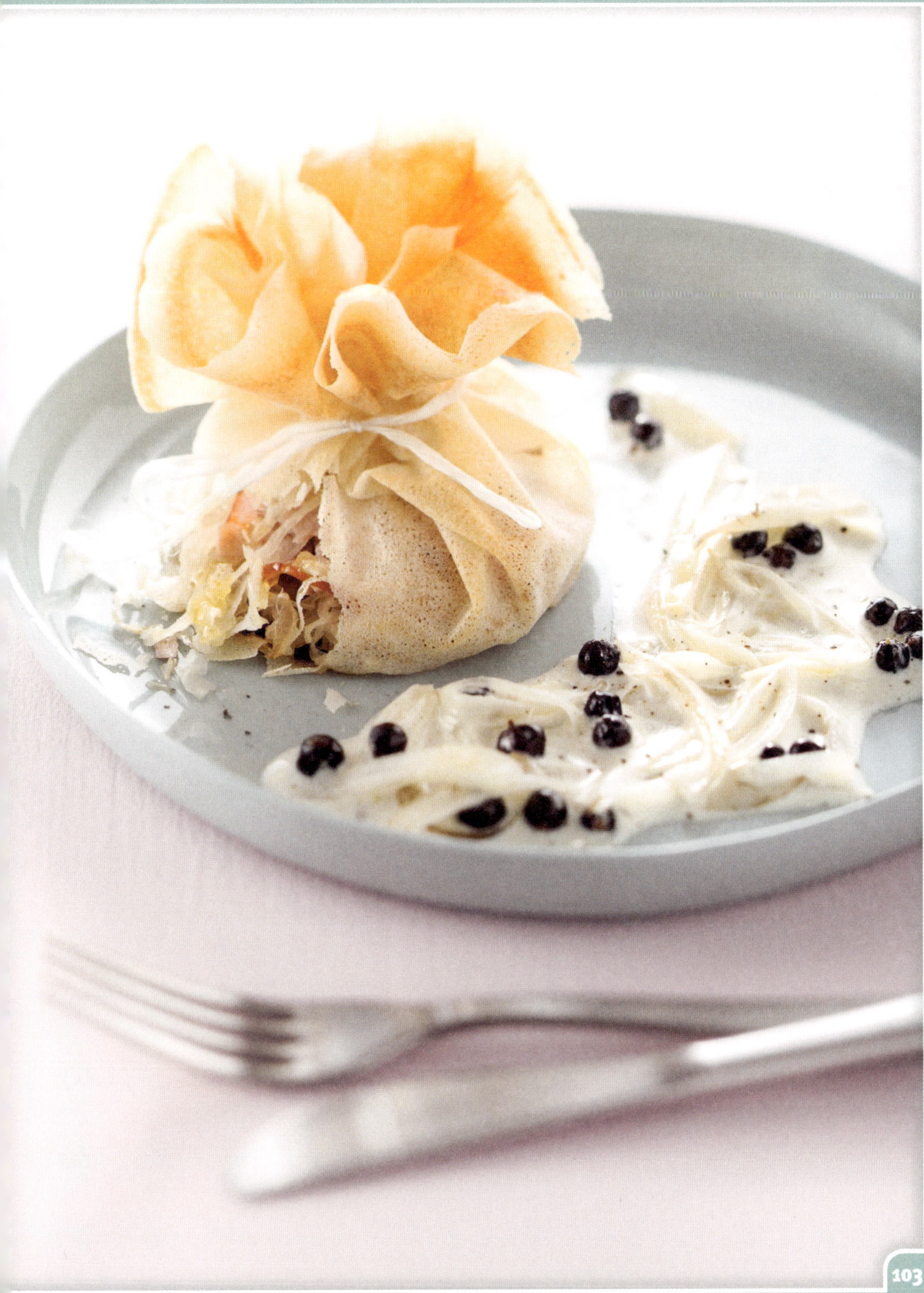

CRÈME D'ARTICHAUT

INGRÉDIENTS POUR 1 PERSONNE :

- 200 g d'artichauts, frais ou surgelés, selon la saison
- 1 oignon blanc
- 1 c. à s. de crème fraîche 15 % de MG
- 1 c. à s. de persil ciselé
- Sel et poivre

1. Éplucher l'oignon et le couper en fines lamelles. Le faire fondre dans une grande casserole à revêtement antiadhésif.
2. Couper les artichauts en morceaux, les ajouter avec les oignons. Une fois dorés, ajouter 300 ml d'eau, porter à ébullition et assaisonner.
3. Laisser cuire pendant 15 min environ.
4. Mixer, rectifier l'assaisonnement, ajouter la crème en quenelle et parsemer de persil.

POTAGE DE PRINTEMPS EXPRESS

INGRÉDIENTS POUR 1 PERSONNE :

- 200 g de poireaux
- 90 g de pommes de terre
- 50 g d'oseille
- 1 c. à s. de cerfeuil ciselé
- Sel et poivre

1. Laver les poireaux et les pommes de terre. Les couper finement. Rincer l'oseille.

2. Faire revenir doucement les poireaux à sec, dans une poêle à revêtement antiadhésif.

3. Baisser le feu, ajouter l'oseille, les pommes de terre, saler, poivrer et ajouter de l'eau à mi-hauteur. Laisser cuire 20 min.

4. Juste avant de servir, ajuster l'assaisonnement et parsemer de cerfeuil ciselé.

SALADE FESTIVE

INGRÉDIENTS POUR 1 PERSONNE :

- 60 g de saumon frais cuit à la vapeur
- 1/2 échalote
- 50 g de betterave rouge cuite
- 50 g de tomates cerise
- 60 g de mâche
- 10 g de noisettes concassées non salées
- Sel et poivre

1. Émietter le saumon, le disposer sur une assiette, filmer, puis placer au frais.

2. Peler et émincer l'échalote. Couper la betterave en julienne et les tomates cerise en deux.

3. Mélanger la mâche, les betteraves, l'échalote et les noisettes concassées. Saler, poivrer.

4. Déposer la salade sur une belle assiette, disposer le saumon et les tomates cerise.

5. Accompagner d'une sauce crudité ou vinaigrette allégée maison au vinaigre de Xérès.

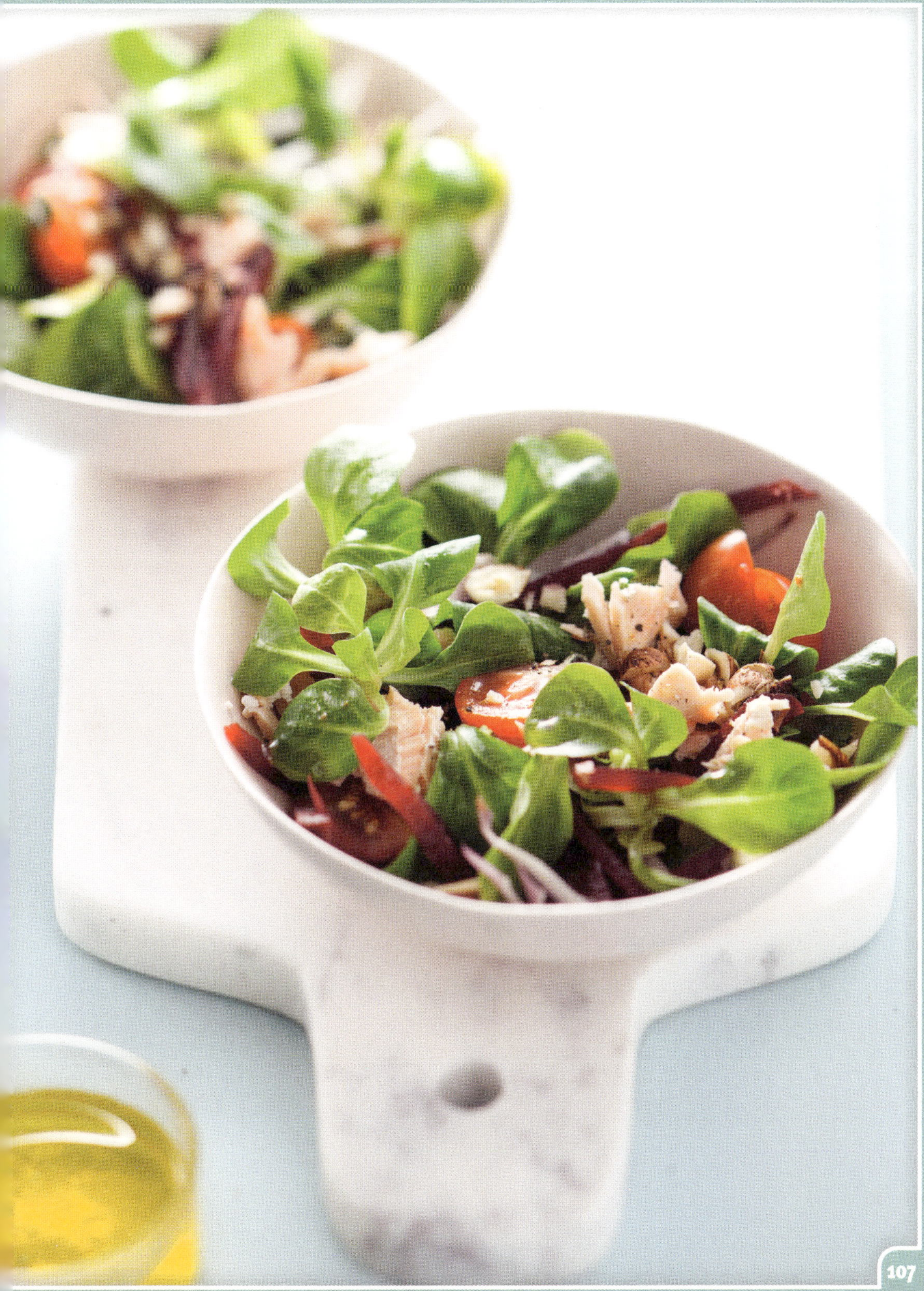

POTAGE DE LENTILLES CORAIL AU CURRY

INGRÉDIENTS POUR 1 PERSONNE :

- 50 g de lentilles corail (poids cru)
- 50 g de carottes
- 1/4 d'oignon
- 1/2 c. à c. de curry en poudre
- 1 bouquet garni (1 feuille de laurier, thym)
- 1 c. à c. de persil ciselé
- Sel et poivre

1. Laver les lentilles, émincer la carotte et l'oignon finement.
2. Faire revenir l'oignon à sec dans une casserole antiadhésive jusqu'à ce qu'il devienne translucide.
3. Saupoudrer de curry, faire roussir quelques instants en remuant bien.
4. Ajouter les lentilles, le bouquet garni, 250 ml d'eau, les carottes et laisser cuire 15 min environ.
5. Retirer le bouquet garni et mixer la soupe. Saler et poivrer. Décorer de persil et servir immédiatement.

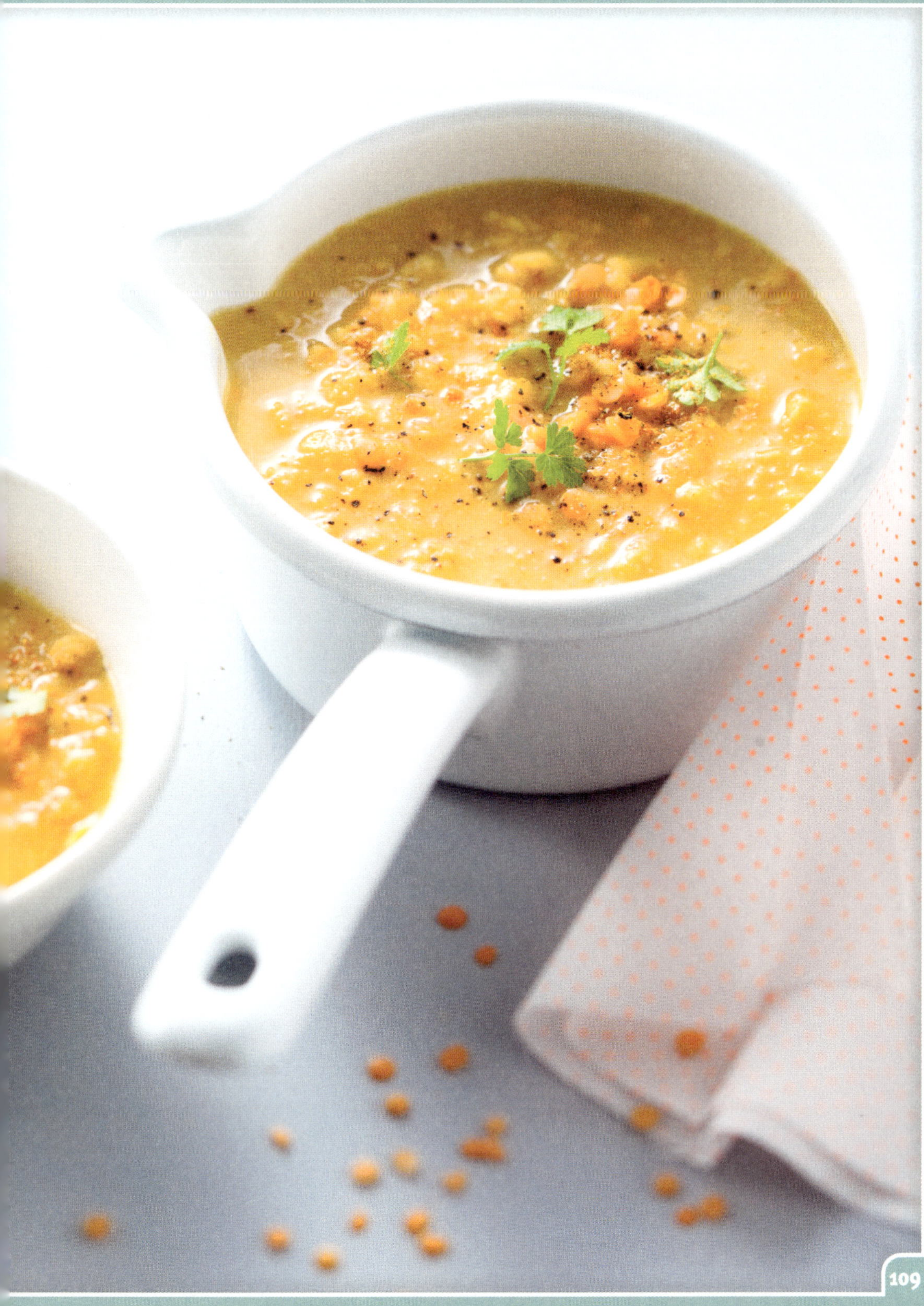

SOUPE DE CRESSON

INGRÉDIENTS POUR 1 PERSONNE :

- 1 belle botte de cresson
- 3 pommes de terre moyennes
- 15 g de beurre
- 1 échalote
- 1 belle branche de thym
- 1 cube de bouillon

1. Laver, nettoyer le cresson pour enlever les trop grosses tiges. Éplucher les pommes de terre, et les détailler en cubes.
2. Dans une grande casserole, mettre le beurre à chauffer. Lorsqu'il commence à grésiller (sans brûler), ajouter le cresson, les pommes de terre, l'échalote hachée grossièrement et le thym.
3. Laisser le cresson ramollir et ajouter 1 litre d'eau (ou plus selon la quantité de cresson) et le cube de bouillon. Il faut que l'eau recouvre les légumes d'au moins deux doigts.
4. Arrêter la cuisson lorsque les pommes de terre sont très tendres et s'écrasent avec une cuillère en bois.
5. Une fois la préparation tiédie, enlever et réserver un peu de bouillon. Mixer les légumes et ajouter le bouillon réservé pour obtenir la consistance désirée. Servir immédiatement.

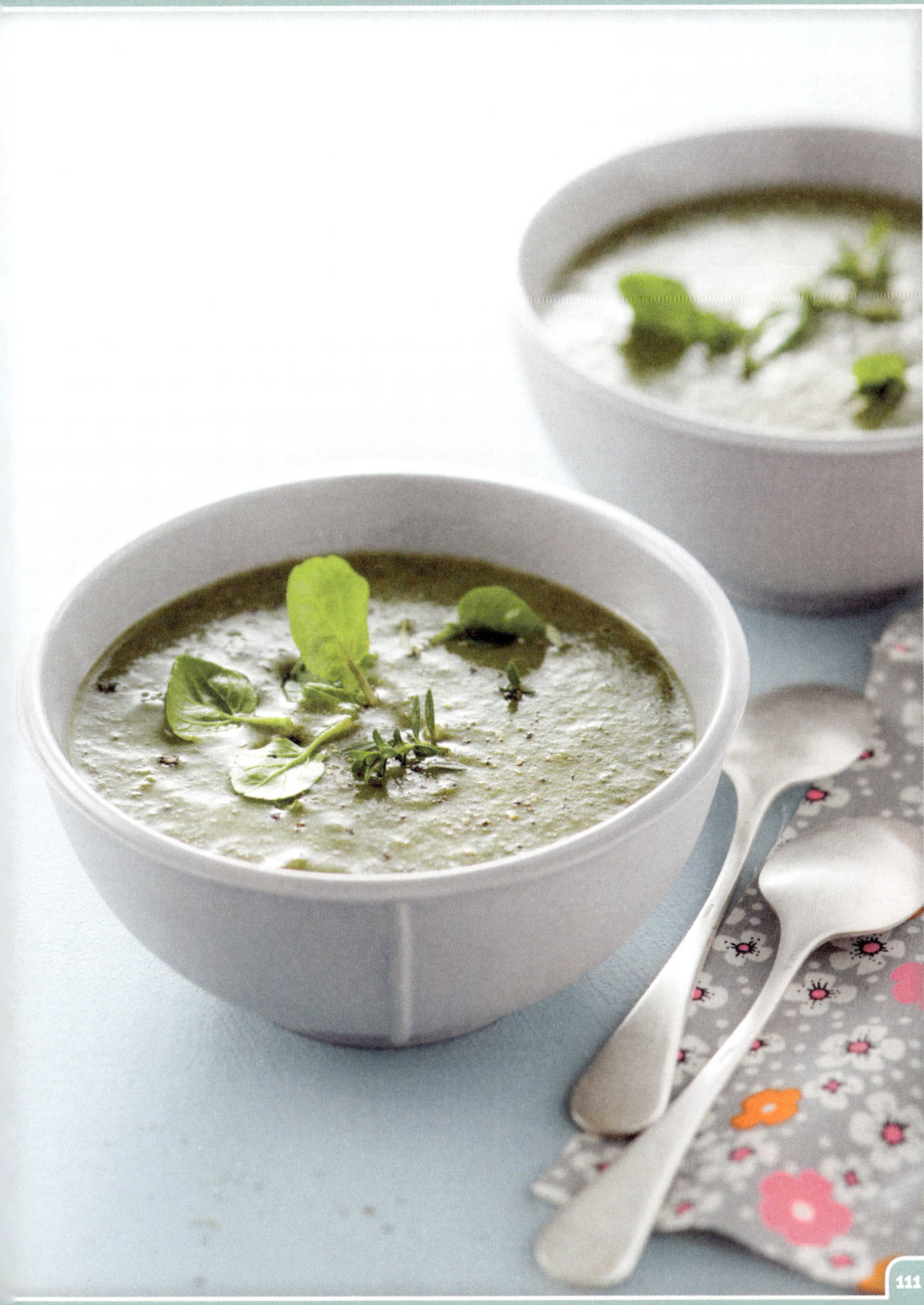

SOUPE CHINOISE

INGRÉDIENTS POUR 1 PERSONNE :

- 30 g de champignons noirs séchés
- 50 g de laitue
- 50 g de tomate
- 50 g de carotte
- 1 cube de bouillon de légumes dégraissé
- Quelques feuilles de coriandre
- 1 c. à c. de sauce soja
- Poivre de Sichuan

1. Faire tremper les champignons noirs 30 min dans de l'eau tiède, puis les rincer et les couper en fines lamelles.
2. Laver et égoutter la laitue. La couper en fines lanières.
3. Peler et épépiner la tomate. La couper en petits dés.
4. Peler, laver et couper la carotte en fins bâtonnets.
5. Dans une casserole, verser 250 ml d'eau et le cube de bouillon.
6. Dès que l'eau est frémissante, ajouter les légumes, la coriandre ciselée, la sauce soja et le poivre. Laisser mijoter 30 à 35 min. Servir bien chaud.

SALADE DE MELON FRAÎCHEUR

INGRÉDIENTS POUR 2 PERSONNES :

- 1 gros melon
- 60 g de feta
- 1 tomate
- Le jus d'1 citron

1. Couper le melon en deux, retirer les pépins et réserver les coques.
2. Récupérer la chair et la couper en petits dés.
3. Ajouter la feta et la tomate coupées en dés.
4. Arroser de jus de citron, bien mélanger et garnir les coques de melon avec cette salade.
5. Servir bien frais.

VELOUTÉ D'ENDIVES ET CROQUANT AU BACON

INGRÉDIENTS POUR 1 PERSONNE :

- 200 g d'endives
- 100 g de courgette
- 1/2 oignon
- 1/2 gousse d'ail
- 1 pincée de noix muscade râpée
- 1/4 de cube de bouillon de volaille dégraissé
- 1 brin de persil
- 1 tranche de filet de bacon maigre
- 1 portion de fromage frais pasteurisé
- 1 brin de ciboulette
- Sel et poivre

1. Laver et éplucher la courgette et les endives. Couper en morceaux. Éplucher et émincer l'oignon et l'ail.

2. Dans une casserole, déposer les légumes, l'oignon, l'ail, la muscade, le cube de bouillon et le persil. Verser de l'eau à mi-hauteur et laisser cuire 20 à 25 min à feu moyen.

3. Pendant ce temps, couper le bacon en lanières d'1 cm de large et faire dorer au four sur position gril. Les lanières doivent être dorées et cassantes.

4. Mixer le potage aux endives avec le fromage frais, en ajustant la quantité de bouillon ajoutée. Saler et poivrer. Décorer de ciboulette ciselée et de lanières de bacon croquantes et servir aussitôt.

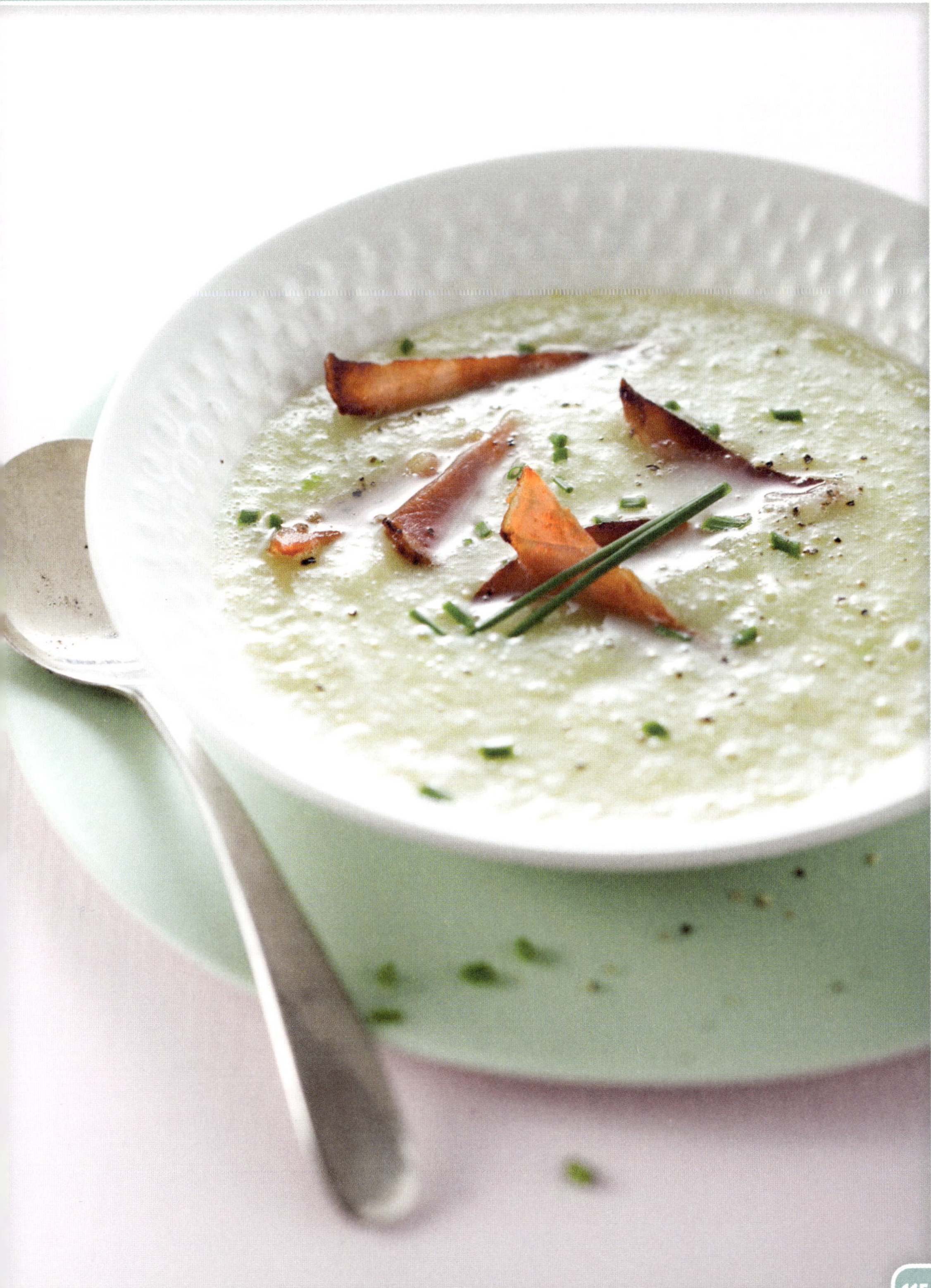

VERRINE FRAÎCHE DE PRINTEMPS

INGRÉDIENTS POUR 1 PERSONNE :

- 100 g de concombre
- 100 g de radis roses
- 50 g de faisselle nature 20 % de MG
- 4 brins de ciboulette fraîche
- 1 feuille de menthe fraîche
- Le jus d'1/4 de citron
- Sel et poivre

1. Laver le concombre, l'éplucher et l'épépiner. Laver et équeuter les radis. Couper les légumes en petits dés. Égoutter la faisselle.

2. Ciseler la ciboulette, la menthe et presser le citron. Mélanger les herbes, le jus de citron, la faisselle et assaisonner.

3. Dresser en verrine avec les dés de concombre et recouvrir avec la moitié de la faisselle aux herbes.

4. Ajouter les dés de radis et terminer avec le reste de faisselle aux herbes. Décorer d'un brin de ciboulette et servir aussitôt.

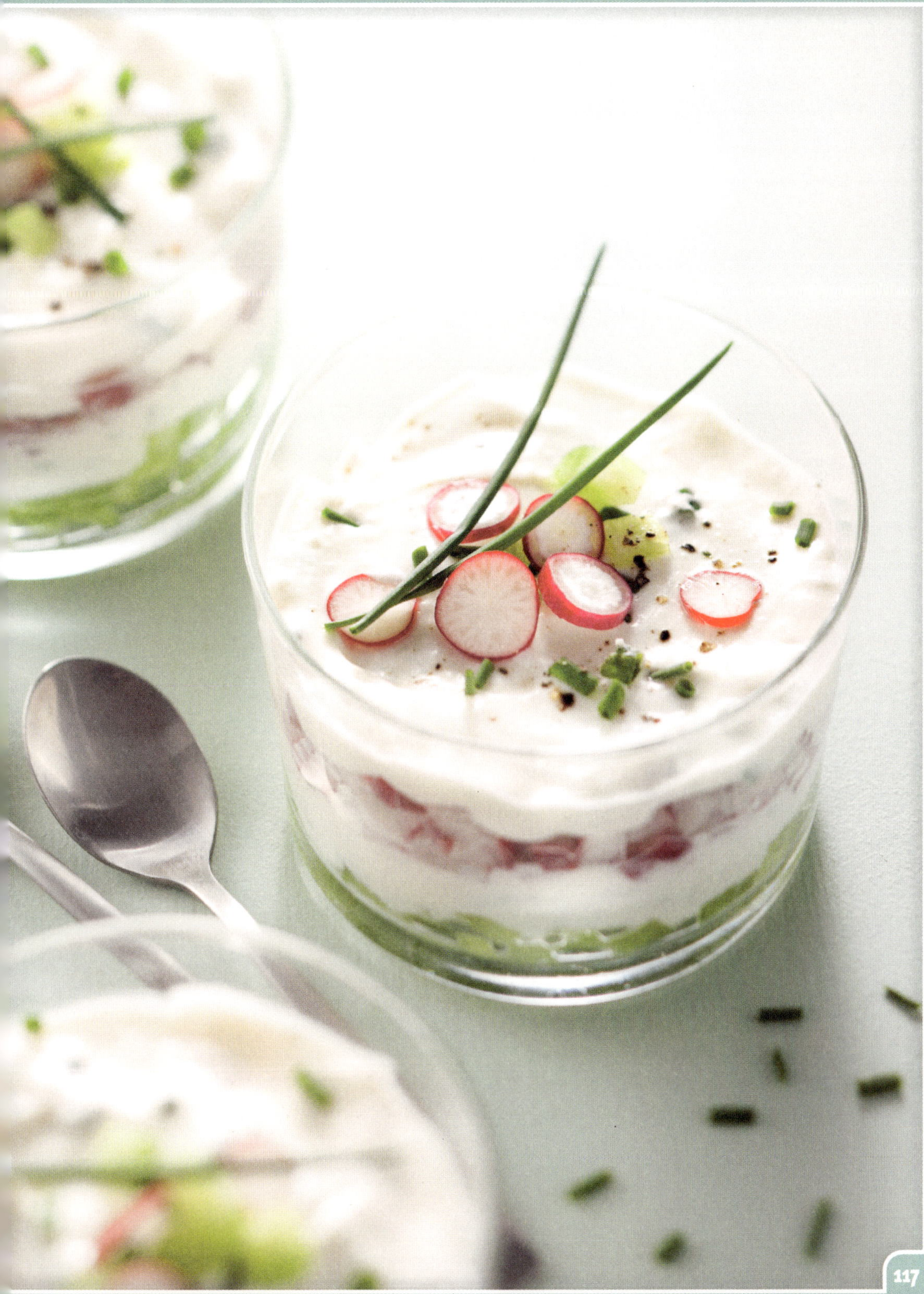

MILLEFEUILLE FRAÎCHEUR BETTERAVE ROUGE ET POMME GRANNY

INGRÉDIENTS POUR 1 PERSONNE :

- 120 g de betterave rouge cuite
- 1 pomme granny smith
- 2 petits-suisses nature 20 % de MG
- Quelques brins de ciboulette fraîche
- 15 g de noix concassées
- Sel et poivre

1. Peler et râper la pomme. Rincer et ciseler la ciboulette (réserver un brin entier). Les mélanger avec les petits-suisses, un peu de sel et de poivre. Ajouter les noix concassées.

2. Couper la betterave en trois rondelles les plus régulières possibles.

3. Déposer une première rondelle de betterave, recouvrir avec la moitié de la préparation à la pomme. Couvrir avec une autre rondelle de betterave et renouveler l'opération en terminant par la dernière tranche de betterave sur le dessus.

4. Décorer avec le brin restant de ciboulette et réserver au frais jusqu'au service.

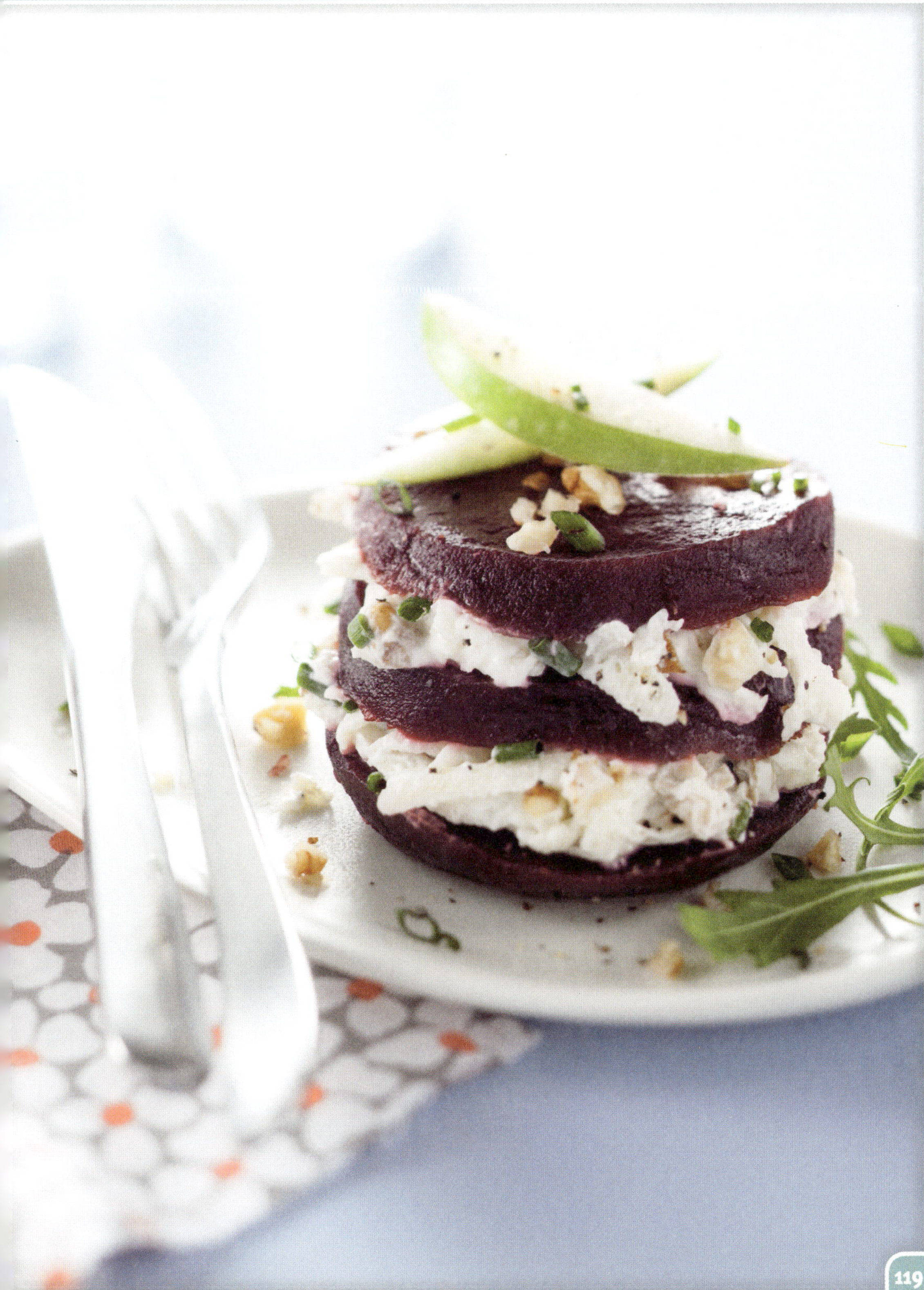

RILLETTES DE SARDINES AUX FINES HERBES

INGRÉDIENTS POUR 1 PERSONNE :

- 80 g de filets de sardines au naturel
- ½ échalote
- Le jus d'½ citron
- 1 petit-suisse nature 20 % de MG
- ½ c. à c. de moutarde
- 1 c. à s. de persil haché
- 1 c. à c. de ciboulette hachée
- Sel et poivre en grains

1. Ciseler l'échalote, puis la faire revenir à sec dans une poêle antiadhésive jusqu'à ce qu'elle soit translucide. En fin de cuisson, ajouter le jus de citron.

2. Dans un bol, écraser à la fourchette les filets de sardines, le petit-suisse, l'échalote cuite avec le jus de citron, la moutarde, le persil, la ciboulette, un peu de sel et de poivre. Mélanger pour rendre la préparation homogène.

3. Prendre 2 cuillerées à soupe et former des quenelles.

4. Les disposer sur une petite assiette et déguster sur un toast de pain complet.

SALADE AU HARENG ET SALICORNE

INGRÉDIENTS POUR 1 PERSONNE :

- 185 g de pommes de terre
- 100 g de harengs marinés (sans huile)
- 1 pêche bien mûre
- 100 g de concombre
- 1/2 cœur de laitue
- 1/4 d'oignon rouge
- 1 c. à s. de salicorne au vinaigre
- 1 yaourt nature classique
- Le jus d'1/2 citron
- Sel et poivre

1. Laver, éplucher et couper en lamelles les pommes de terre. Les cuire à la vapeur, puis laisser tiédir.

2. Laver la pêche et la couper en quartiers puis en fines lamelles.

3. Laver puis couper le concombre en rondelles et émincer le cœur de laitue.

4. Hacher finement l'oignon. Couper les harengs en petits morceaux.

5. Couper la salicorne en petits morceaux. Mélanger le yaourt, la salicorne et le jus de citron.

6. Mélanger tous les ingrédients ensemble, saler et poivrer, puis les enrober de sauce au yaourt.

TARTINE FRAÎCHE AU CRABE

INGRÉDIENTS POUR 1 PERSONNE :

- 1/2 avocat
- 1/2 oignon (rouge ou blanc)
- 1/2 citron
- 1/2 pamplemousse rose
- 40 g de pain de seigle
- 120 g de chair de crabe ou de râpé de la mer

1. Mixer la chair de l'avocat et l'oignon et ajouter le jus de citron.
2. Éplucher le pamplemousse et couper la chair en cubes.
3. Tartiner le pain de seigle frais ou légèrement grillé avec la crème d'avocat, puis ajouter le crabe émietté ou le râpé de la mer et les cubes de pamplemousse.
4. Servir aussitôt !

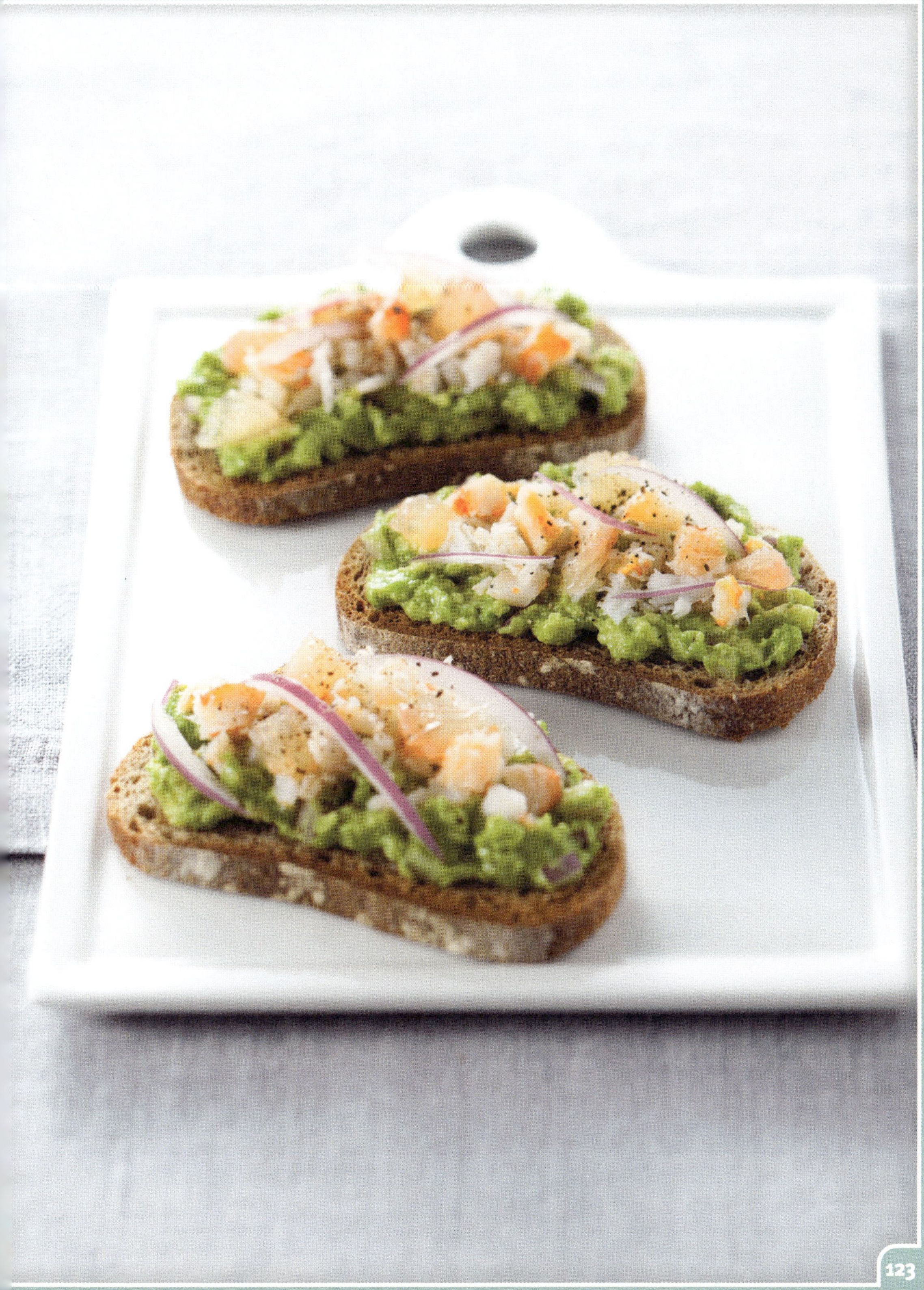

SALADE FRAÎCHE VERTE ET ROUGE

INGRÉDIENTS POUR 1 PERSONNE :

- 100 g de haricots verts frais
- 50 g de poivron rouge
- 1 oignon rouge
- 1 c. à c. d'huile de colza
- 1 c. à c. de vinaigre de framboise
- 1 c. à s. de persil ciselé
- Sel et poivre

1. Équeuter les haricots verts et les laver rapidement sous l'eau froide. Les cuire à la vapeur pendant 5 min et les réserver.
2. Laver le poivron rouge, le couper en deux, retirer les graines et les parties blanches et le détailler en fines lamelles. Peler et émincer l'oignon rouge.
3. Dans un bol, mélanger l'huile de colza et le vinaigre de framboise. Saler et poivrer.
4. Répartir les haricots verts, les lamelles de poivron rouge et l'oignon rouge émincé dans une assiette.
5. Arroser de sauce au vinaigre de framboise et parsemer de persil ciselé.

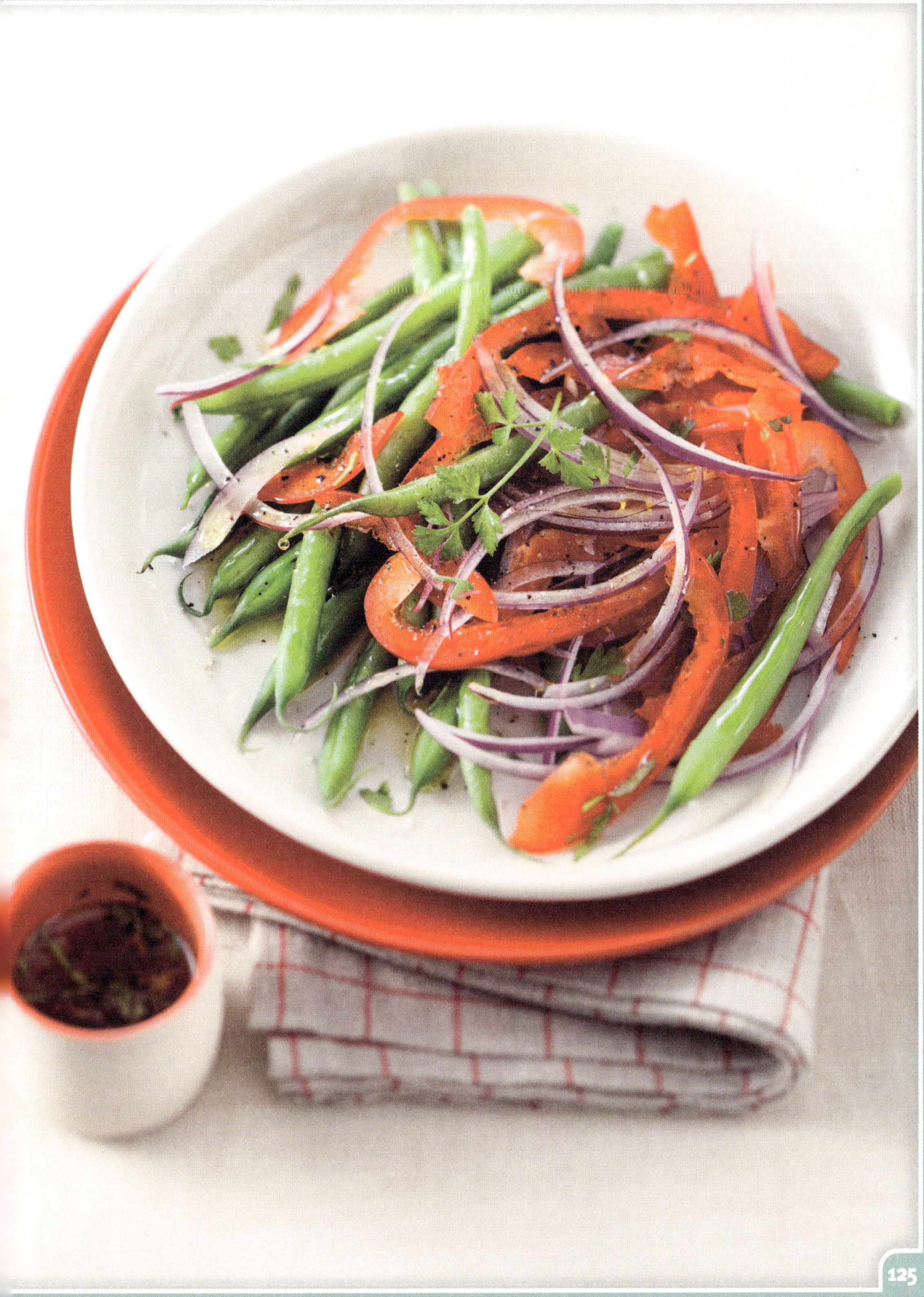

SALADE DE POIS CHICHES ET CAROTTES À LA MENTHE

INGRÉDIENTS POUR 1 PERSONNE :

- 150 g de carottes
- 100 g de pois chiches en conserve
- 1 petit bouquet de menthe fraîche ciselée
- 1 c. à c. d'huile d'olive
- Le jus d'$^1/_2$ citron
- 1 c. à c. de cumin en poudre
- 1 pincée de cannelle en poudre
- Sel et poivre

1. Laver, éplucher et râper les carottes.
2. Rincer les pois chiches à l'eau.
3. Rincer et ciseler la menthe. Mélanger tous les ingrédients.
4. Réaliser une sauce avec l'huile, le jus de citron et les épices. Saler et poivrer.
5. Napper la salade de pois chiches et carottes de cette sauce et servir aussitôt.

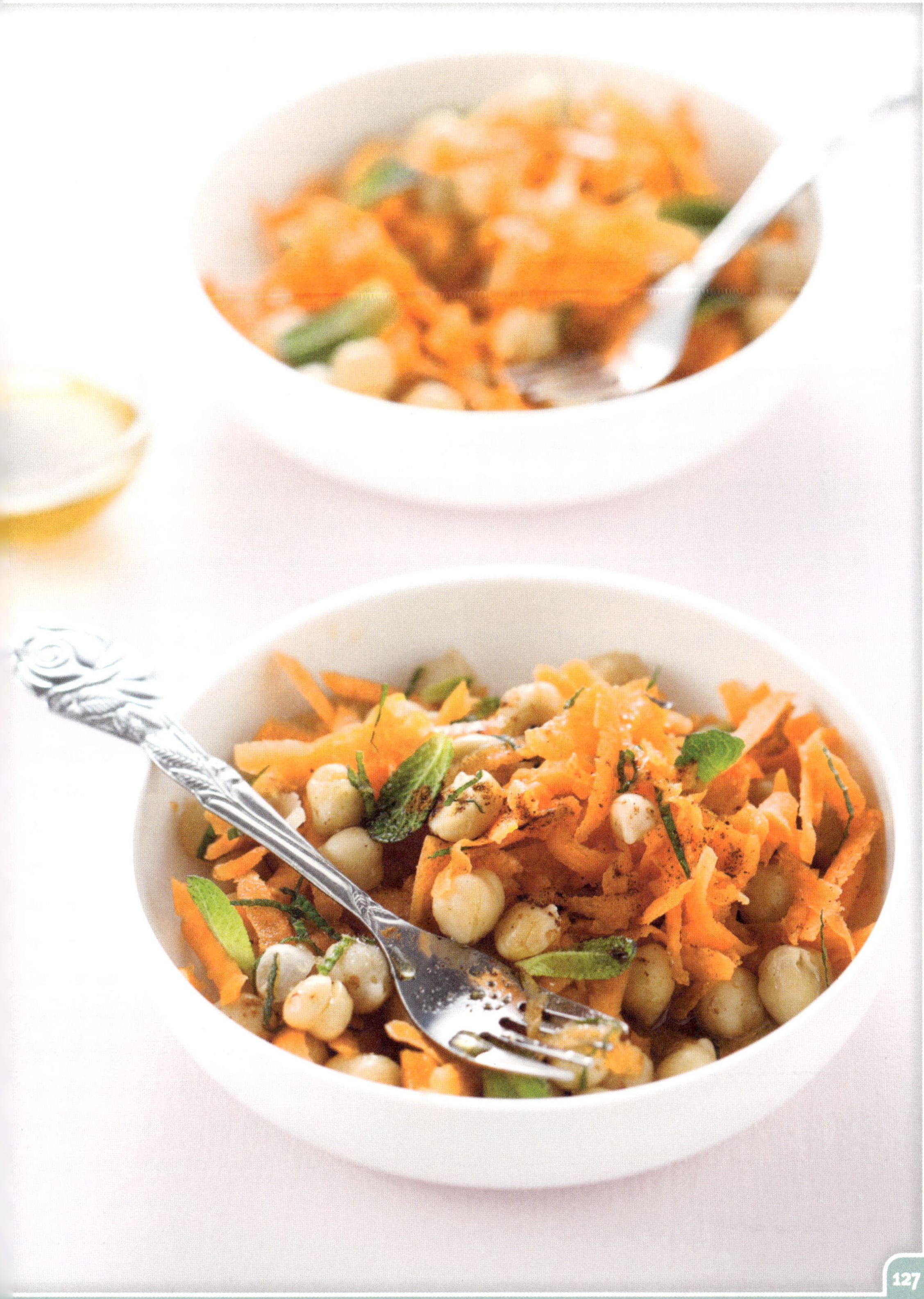

SALADE DE MAQUEREAU AUX AGRUMES

INGRÉDIENTS POUR 2 PERSONNES :

- 1 maquereau bien frais vidé
- 1/2 pomelo
- 1/2 orange
- Roquette
- 2 branches de persil
- 1 c. à c. d'huile d'olive
- 1/2 citron
- Sel et poivre du moulin

1. Couper le citron en deux et un quart en lamelles. Presser l'autre quart et réserver le jus.
2. Laver le maquereau et le faire cuire à la vapeur avec les lamelles de citron pendant 10 min.
3. Peler le pomelo et l'orange à vif, prélever les suprêmes.
4. Lever les filets du maquereau cuit et émietter la chair.
5. Laver la roquette et le persil. Ciseler le persil finement.
6. Dresser la roquette sur une assiette, puis déposer la chair de maquereau et les suprêmes d'agrumes par-dessus. Parsemer de persil, saler, poivrer et arroser d'huile d'olive et de jus de citron. Servir bien frais.

CLAFOUTIS CAROTTE-POMME-ANIS

INGRÉDIENTS POUR 2 PERSONNES :

- 1 carotte
- 1/4 de pomme
- 1 étoile d'anis
- 1 échalote
- 1 œuf
- 10 g de fécule de maïs
- 125 ml de lait demi-écrémé
- Sel et poivre

1. Préchauffer le four à 180 °C (th. 6). Éplucher et émincer l'échalote. La faire revenir à sec dans une casserole à revêtement antiadhésif.

2. Laver, éplucher et couper la carotte et la pomme en petits dés. Les ajouter dans la casserole, saler, poivrer et laisser cuire 10 à 15 min en ajoutant un fond d'eau.

3. Préparer l'appareil en mélangeant l'œuf, la fécule de maïs et le lait. Assaisonner et ajouter l'anis réduit en poudre.

4. Chemiser deux ramequins de papier cuisson et répartir le mélange carotte-pomme cuit et égoutté, puis recouvrir avec l'appareil.

5. Enfourner pour environ 25 à 30 min. Servir bien chaud.

CHAMPIGNONS FARCIS AU CHÈVRE FRAIS, MIEL ET THYM

INGRÉDIENTS POUR 1 PERSONNE :

- 12 gros champignons de Paris
- 160 g de fromage de chèvre frais pasteurisé
- 75 ml de lait demi-écrémé
- 4 c. à s. de miel
- 2 branches de thym
- Le jus d'1 citron
- Sel et poivre en grains

1. Préchauffer le four à 180 °C (th. 6).

2. Laver puis brosser les champignons. Les arroser de jus de citron afin qu'ils ne noircissent pas. Retirer les pieds des champignons et les hacher finement.

3. Effeuiller les branches de thym. Écraser le fromage de chèvre frais dans un grand saladier à l'aide d'une fourchette. Incorporer le lait pour détendre la préparation.

4. Ajouter les pieds de champignons hachés puis le miel. Assaisonner de sel, poivre et saupoudrer de thym.

5. Farcir les têtes de champignons et les placer dans un plat allant au four chemisé d'une feuille de papier cuisson. Enfourner pour 15 min environ.

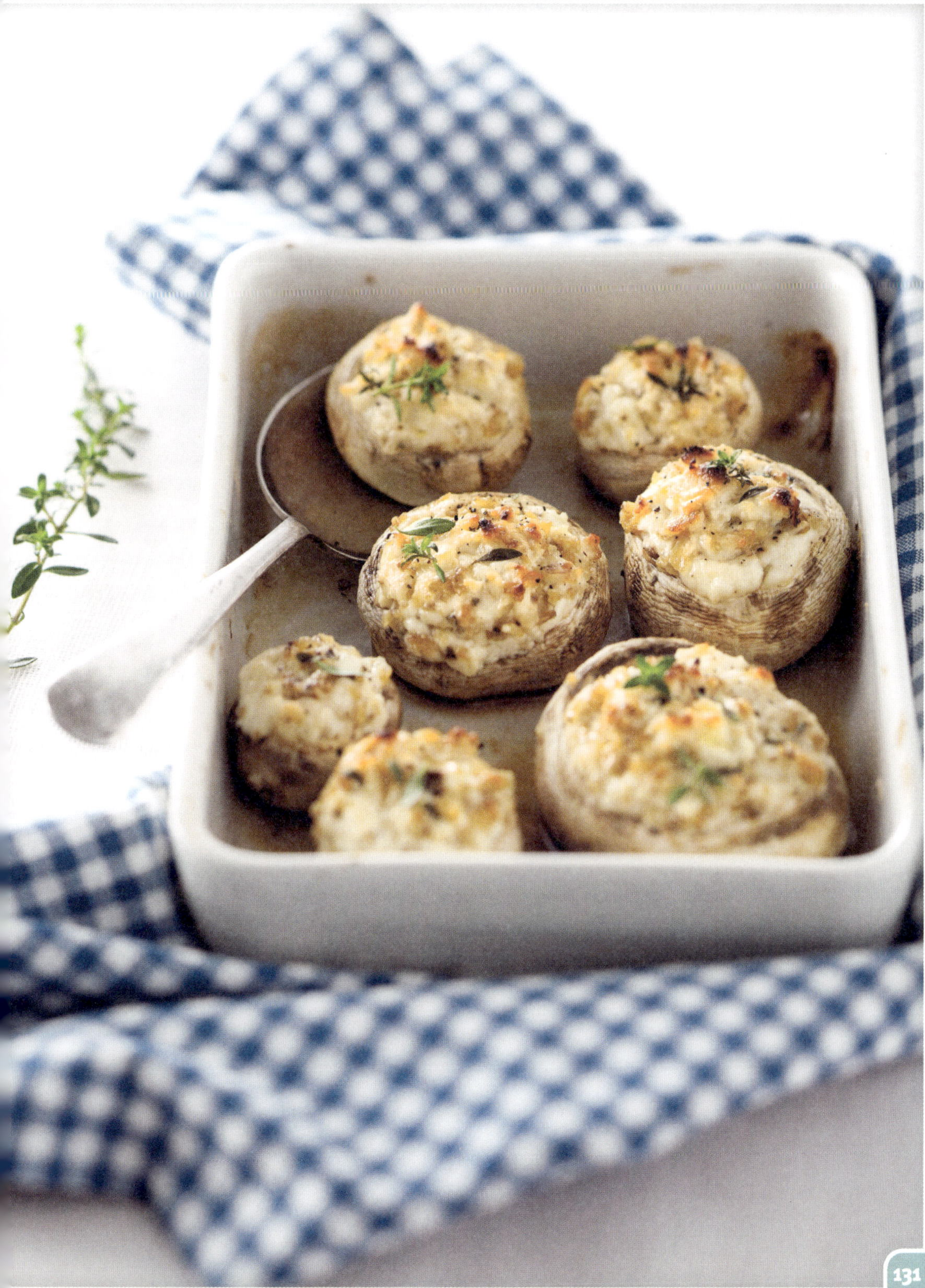

PLATS

AUBERGINE AU FOUR

INGRÉDIENTS POUR 1 PERSONNE :

- 1 aubergine
- 1 gousse d'ail
- 1 oignon
- 1 c. à c. de graines de fenouil
- 4 c. à s. de coulis de tomates
- 50 g de boulgour (poids cru)
- 1 c. à s. de persil haché
- 20 g d'emmental
- 1 c. à s. de crème fraîche 30 % de MG
- Sel et poivre

1. Préchauffer le four à 180 °C (th. 6). Cuire le boulgour dans deux fois son volume d'eau jusqu'à totale absorption, puis couvrir et laisser reposer pour terminer la cuisson.

2. Peler l'aubergine et la couper dans la longueur en tranches d'½ cm d'épaisseur. Saler pour que l'aubergine rende son eau. Attendre 20 min, puis essuyer délicatement les tranches avant de les disposer dans un plat allant au four.

3. Recouvrir avec l'ail écrasé, l'oignon haché, les grains de fenouil écrasés, le persil haché, le coulis de tomates et le boulgour. Saler, poivrer et enfourner pour 40 min. Râper l'emmental.

4. Passer le four en position gril, recouvrir avec l'emmental râpé et la crème mélangés et laisser gratiner quelques minutes.

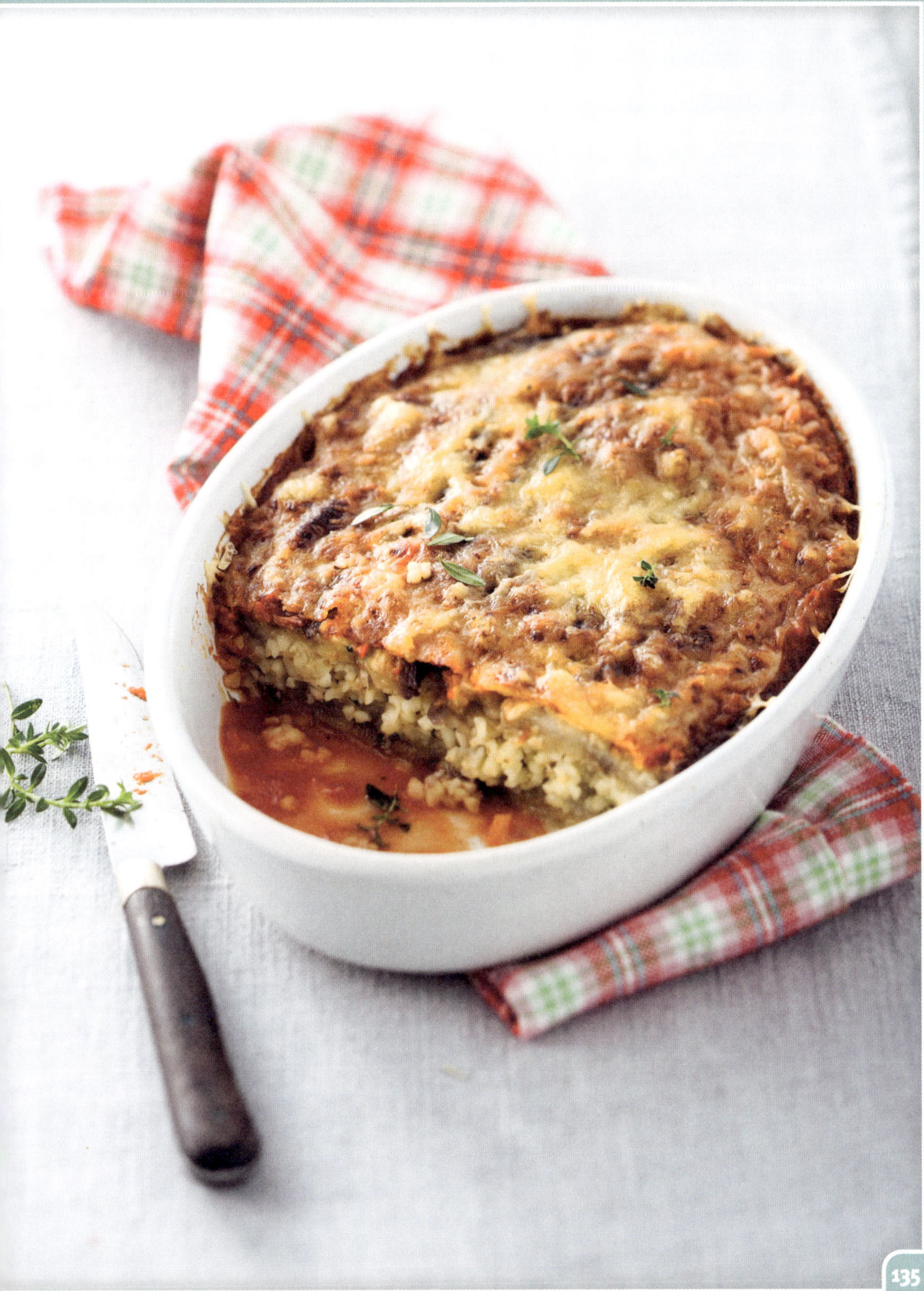

FONDUE DE POIREAUX À LA MANGUE

INGRÉDIENTS POUR 1 PERSONNE :

- 200 g de blancs de poireaux
- 1/2 mangue
- 1 pincée de gingembre en poudre
- 1 pincée de curry
- Sel et poivre

1. Laver les poireaux, séparer le vert du blanc et ne garder que ce dernier. Émincer les blancs de poireaux le plus finement possible.
2. Laisser cuire 5 min en ajoutant de l'eau à mi-hauteur. Poursuivre la cuisson jusqu'à totale évaporation.
3. Pendant ce temps, peler la mangue et la couper en petits dés.
4. Ajouter les dés de mangue avec les poireaux, saler, poivrer et ajouter les épices.
5. Poursuivre la cuisson pendant 10 min à couvert, le temps que les blancs de poireaux et les dés de mangue soient bien fondants.

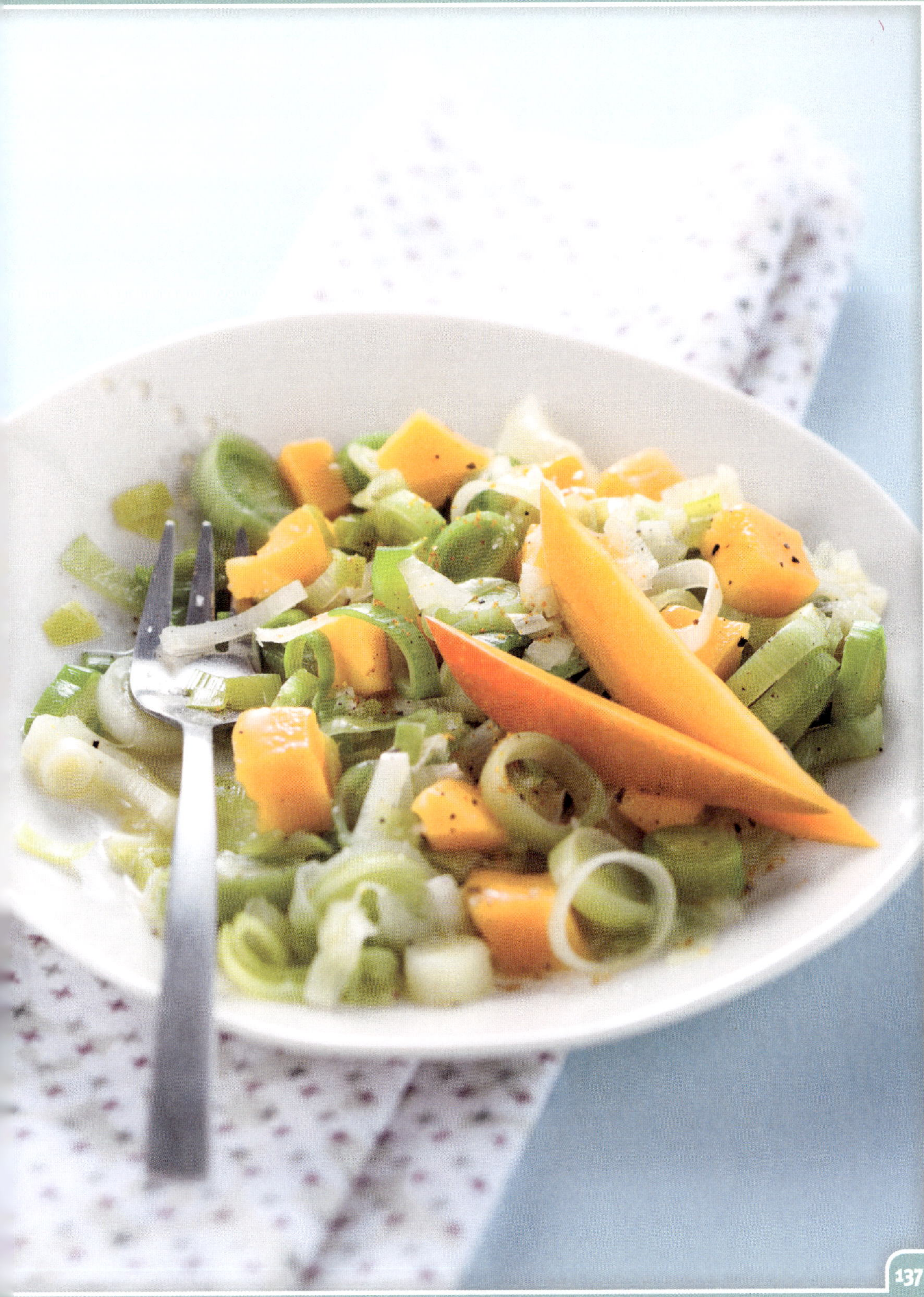

PÂTISSON FARCI

INGRÉDIENTS POUR 2 PERSONNES :

- 1 pâtisson
- 1 oignon
- 250 g de viande hachée de bœuf 5 % de MG
- 40 g d'emmental
- 1 gousse d'ail
- 1 c. à s. de persil haché
- Sel et poivre en grains

1. Préchauffer le four à 210 °C (th. 7).
2. Laver le pâtisson, couper son chapeau, l'évider entièrement.
3. Réduire l'oignon en purée à l'aide d'un mixeur. Râper l'emmental.
4. Dans un saladier, mélanger la viande avec la purée d'oignon, l'emmental râpé, l'ail écrasé, le persil. Saler et poivrer.
5. Garnir le pâtisson de ce mélange. Enfourner pour 1 heure. Servir immédiatement !

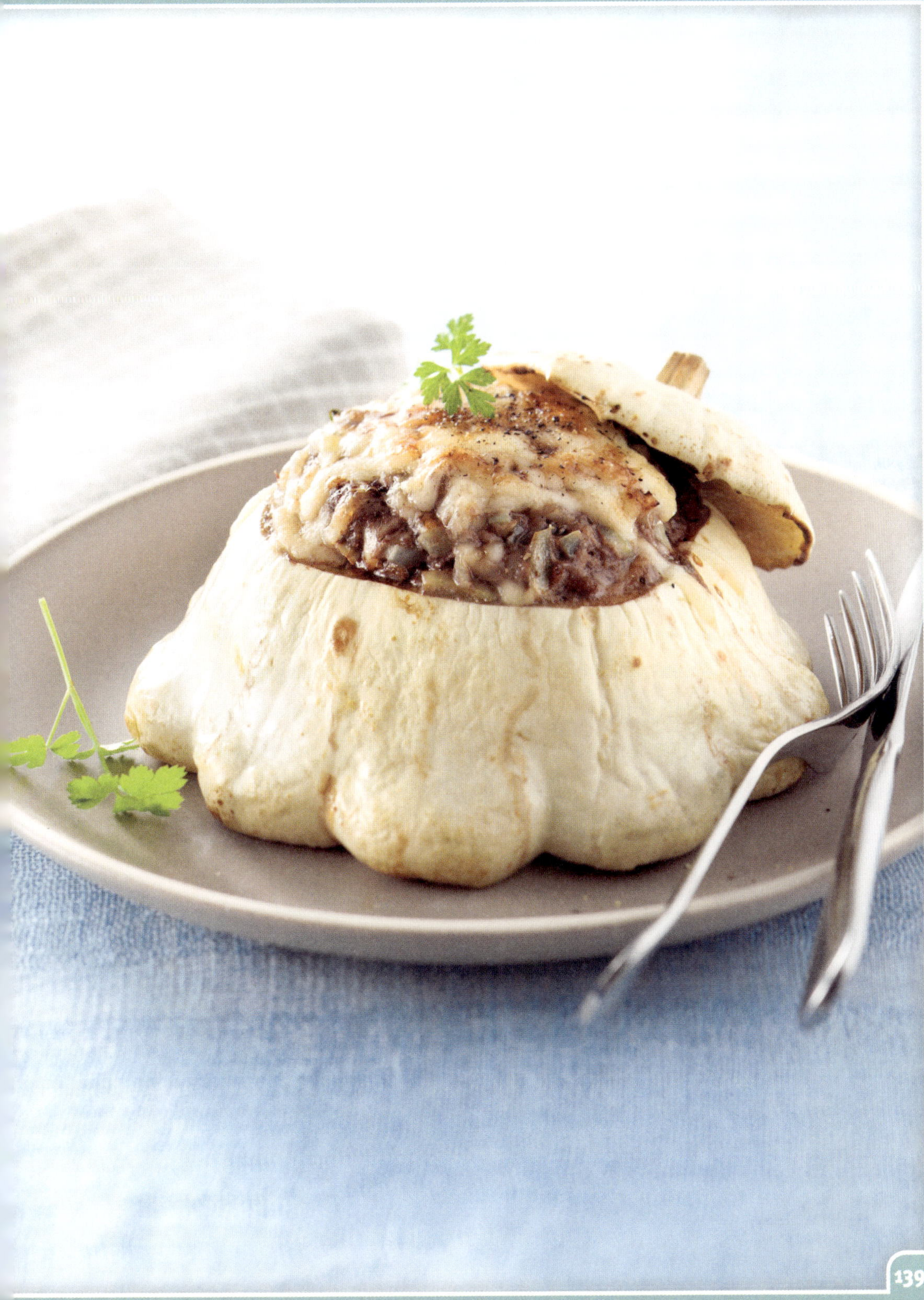

GRATIN DE COURGETTE AU RIZ SAUVAGE

INGRÉDIENTS POUR 1 PERSONNE :

- 30 g de riz sauvage (poids cru)
- 1 courgette
- 1/2 oignon
- 150 ml de lait demi-écrémé
- 20 g d'emmental
- 1 c. à c. de noix muscade râpée
- Sel et poivre

1. Préchauffer le four à 180 °C (th. 6).

2. Faire cuire le riz *al dente* (il terminera de cuire au four).

3. Pendant ce temps, laver la courgette et l'éplucher une rangée sur deux (pour garder de la peau verte qui donnera de la couleur). Râper la courgette. Peler et émincer l'oignon.

4. Mélanger la courgette avec l'oignon et le lait. Saler et poivrer. Ajouter le riz cuit et égoutté. Mettre le tout dans un plat à gratin. Râper l'emmental.

5. Parsemer d'emmental et de noix muscade. Enfourner pour 20 min.

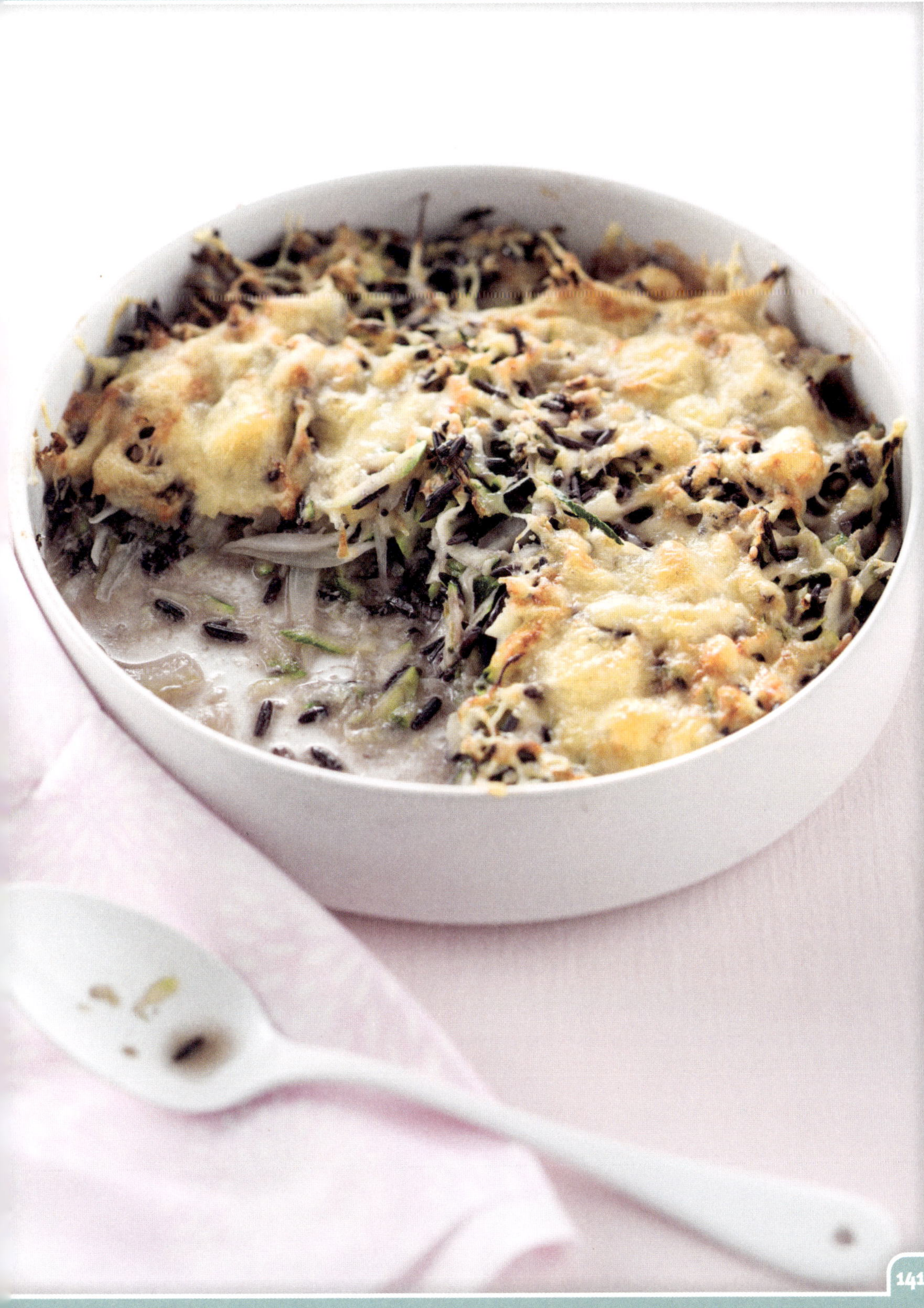

COURGETTES POÊLÉES AU CUMIN

INGRÉDIENTS POUR 2 PERSONNES :

- 3 courgettes
- 1 oignon doux
- 1 c. à c. de cumin
- Sel et poivre en grains

1. Éplucher les courgettes et les couper en petits dés.
2. Éplucher et émincer l'oignon, puis le faire revenir dans un wok bien chaud avec un peu d'eau.
3. Ajouter les courgettes, le sel, le poivre et le cumin. Laisser cuire 10 min. Les courgettes doivent être cuites tout en restant croquantes.

CANNELLONI VÉGÉTARIENS

INGRÉDIENTS POUR 1 PERSONNE :

- 2 feuilles de lasagne
- 100 g d'épinards
- 100 g de courgettes
- 1/2 oignon
- 50 g de pois chiches (poids cuit)
- 2 petits-suisses nature 0 % de MG
- 50 g de coulis de tomates nature
- 1 c. à s. de persil ciselé
- Sel et poivre

1. Préchauffer le four à 210 °C (th. 7).

2. Décongeler les épinards au four à micro-ondes. Laver et râper les courgettes. Faire revenir ces deux légumes dans une poêle à revêtement antiadhésif avec l'oignon émincé.

3. Dans un récipient, écraser les pois chiches à la fourchette. Mélanger les petits-suisses, les pois chiches écrasés et les légumes. Saler et poivrer.

4. Cuire les feuilles de lasagne à l'eau bouillante salée pendant 1 à 2 min, puis les rincer délicatement à l'eau froide et les égoutter à plat sur un torchon propre. Étaler la farce sur chaque feuille de lasagne et les rouler pour former des *cannelloni*.

5. Déposer les rouleaux dans un plat à gratin recouvert de papier cuisson. Napper de coulis de tomates et d'un peu de persil, puis enfourner pour 10 min. Servir bien chaud !

SPAGHETTIS AUX BROCOLIS

INGRÉDIENTS POUR 1 PERSONNE :

- 50 g de spaghettis (poids cru)
- 200 g de brocoli
- 10 g de pignons de pin
- 1/2 gousse d'ail
- Quelques feuilles de basilic frais
- 20 g de parmesan
- Sel et poivre

1. Faire cuire les fleurettes de brocoli à la vapeur.

2. Pendant ce temps, faire cuire les spaghettis dans de l'eau bouillante salée jusqu'à ce qu'ils soient *al dente*.

3. Torréfier les pignons de pin à sec dans une poêle en remuant sans arrêt. Les concasser.

4. Peler et écraser l'ail, ciseler le basilic frais, puis mélanger avec les pignons.

5. Sur une assiette, servir les spaghettis, les brocolis et recouvrir avec la sauce au pesto.

6. Saupoudrer de parmesan. Saler et poivrer.

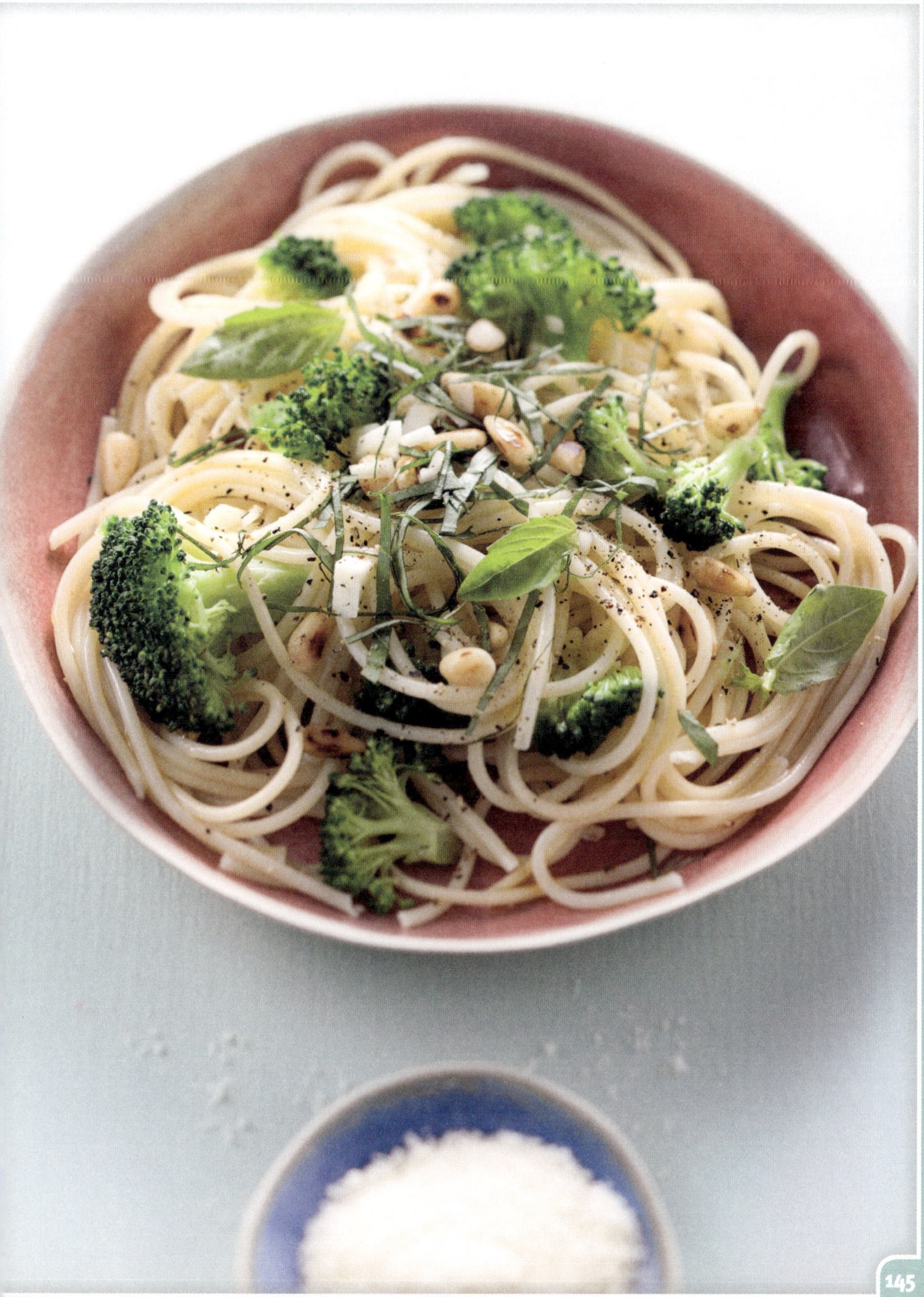

PURÉE FROIDE DE COURGETTES À LA PROVENÇALE

INGRÉDIENTS POUR 1 PERSONNE :

- 250 g de courgettes fraîches
- 1/2 oignon
- 1/2 gousse d'ail
- Le jus d'1/2 citron
- 1 c. à c. d'herbes de Provence
- Sel et poivre en grains

1. Laver et couper les courgettes en petits dés, peler et ciseler l'oignon et presser la gousse d'ail. Faire revenir l'ail et l'oignon dans une casserole antiadhésive, ajouter ensuite les dés de courgettes.
2. Verser très peu d'eau et laisser mijoter 10 min environ. Ajouter le jus de citron à la fin.
3. Si la compotée est trop liquide, la faire dessécher quelques minutes sur le feu.
4. Mixer ensuite l'ensemble, ajouter les herbes de Provence. Saler et poivrer. Laisser refroidir, puis mettre au réfrigérateur jusqu'au service.
5. Déguster bien frais !

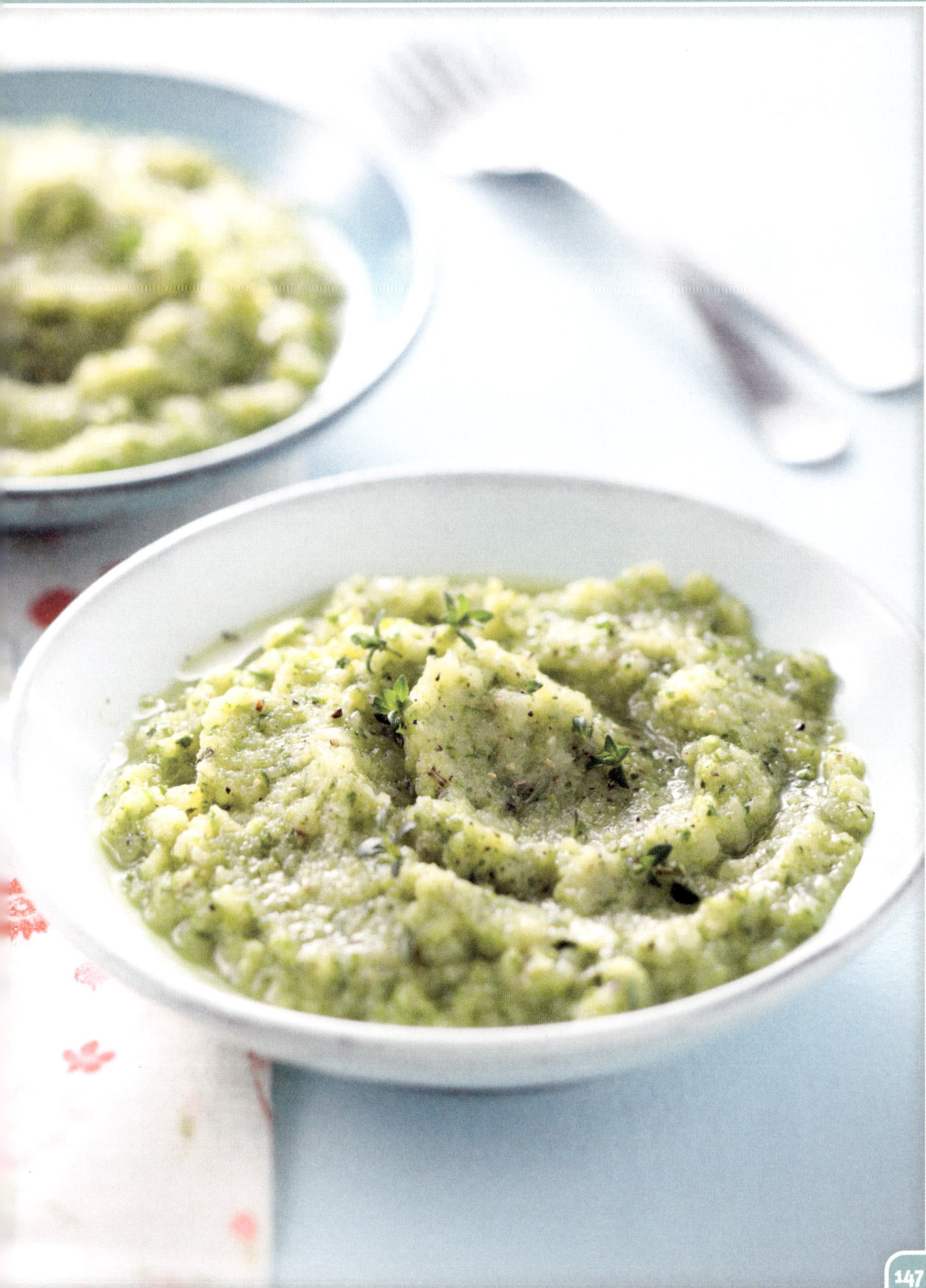

POÊLÉE DE BLETTES

INGRÉDIENTS POUR 1 PERSONNE :

- $^1/_2$ botte de blettes
- 1 oignon
- 2 gousses d'ail
- $^1/_2$ boîte de tomates concassées
- 1 pincée de thym
- 1 feuille de laurier
- Sel et poivre

1. Trier et laver les blettes. Les couper en morceaux et les faire cuire 10 min dans un autocuiseur. Bien les égoutter.

2. Dans une poêle à revêtement antiadhésif, faire fondre à feu doux sans matières grasses l'oignon et l'ail hachés finement.

3. Ajouter les tomates, saler, poivrer et compléter avec le thym et le laurier. Laisser mijoter et ajouter les blettes.

4. Déguster bien chaud.

ROULÉS DE CHOU VERT AUX PETITS-SUISSES, JAMBON ET TOMATES

INGRÉDIENTS POUR 1 PERSONNE :

- 130 g de jambon cuit supérieur, découenné et dégraissé sous vide
- 3 grandes feuilles de chou vert
- 2 petits-suisses nature 20 % de MG
- 1 pincée de curcuma
- 1 c. à s. de ciboulette ciselée
- 2 tomates
- Sel et poivre

1. Laver les feuilles de chou, les blanchir à l'eau bouillante salée pendant 10 à 15 min. Les plonger aussitôt dans un grand récipient rempli d'eau glacée pour stopper la cuisson, puis les égoutter sur du papier absorbant.

2. Dans un bol, mélanger les petits-suisses, le sel, le poivre, un peu de curcuma et de ciboulette. Couper les tomates en tout petits dés.

3. Sur le plan de travail, poser à plat une feuille de chou, tartiner une fine couche de mélange aux petits-suisses, disposer dessus une tranche de jambon, terminer par un peu de mélange aux petits-suisses et quelques dés de tomates. Rouler l'ensemble bien serré afin d'obtenir un petit rouleau. Continuer jusqu'à épuisement du jambon. Filmer chaque rouleau et placer au réfrigérateur.

4. Avant de servir, retirer le film et couper en petits rouleaux de 5 cm environ. Les disposer harmonieusement dans une assiette et servir.

POULET AUX GOMBOS

INGRÉDIENTS POUR 4 PERSONNES :

- 1 poulet ou 4 morceaux
- 500 g de gombos
- 2 oignons
- 3 gousses d'ail
- 800 g de tomates concassées en boîte
- 1 morceau de sucre
- 1 c. à c. de cumin moulu
- 4 c. à s. d'huile d'olive
- Coriandre fraîche
- Sel et poivre

1. Découper les oignons en demi-lunes, couper les gousses d'ail en deux et ôter le germe.

2. Couper le poulet en morceaux, les faire revenir dans une cocotte ou une sauteuse nappée d'huile d'olive avec les oignons et l'ail jusqu'à ce que les oignons soient fondus et les morceaux de poulet dorés sur toutes les faces.

3. Ajouter alors les tomates, le sucre, saler et poivrer. Faire cuire 45 min à petit bouillon, à couvert.

4. Pendant ce temps, laver les gombos, les frotter si nécessaire avec un torchon pour ôter le duvet. Couper le pédoncule avec un couteau, puis couper les gombos en deux. Ajouter les gombos, le cumin, le poivre, et laisser cuire encore 30 min. Saupoudrer de coriandre hachée.

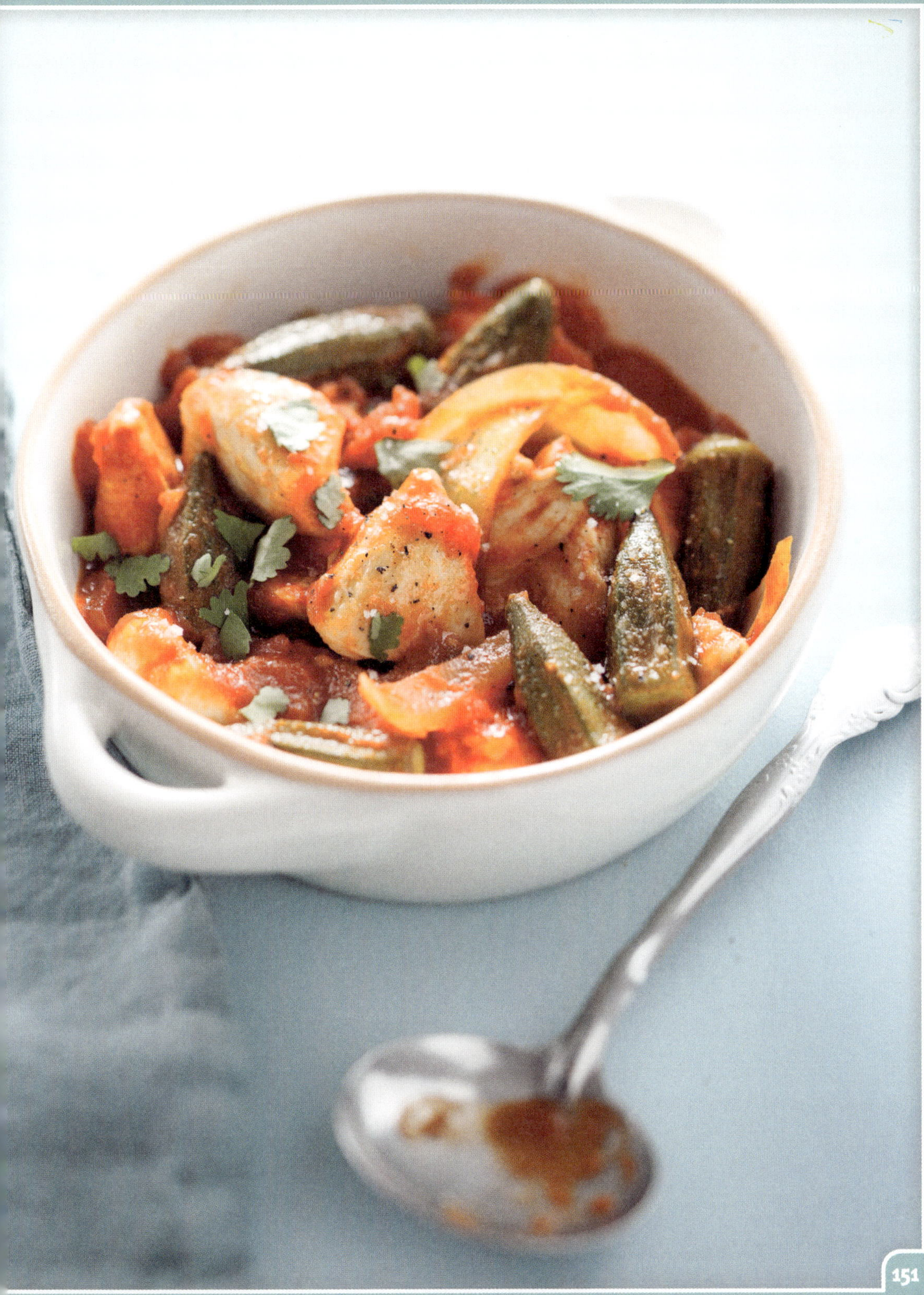

ÉMINCÉ DE DINDE SAUCE AIL ET FINES HERBES

INGRÉDIENTS POUR 1 PERSONNE :

- 1 escalope de dinde (150 g)
- 1/2 oignon
- 1 carotte
- 1/2 cube de bouillon de volaille
- 25 g de fromage frais ail et fines herbes
- Poivre en grains

1. Peler et émincer l'oignon. Laver, peler et couper la carotte en rondelles.
2. Les faire revenir dans une cocotte à revêtement antiadhésif. Une fois qu'ils sont colorés, les réserver.
3. Détailler l'escalope de dinde en fines lanières et les faire revenir dans la cocotte à sec.
4. Ajouter les légumes, le bouillon émietté et ¼ de verre d'eau.
5. Poursuivre la cuisson 10 min et y faire fondre le fromage ail et fines herbes, poivrer et servir sans attendre.

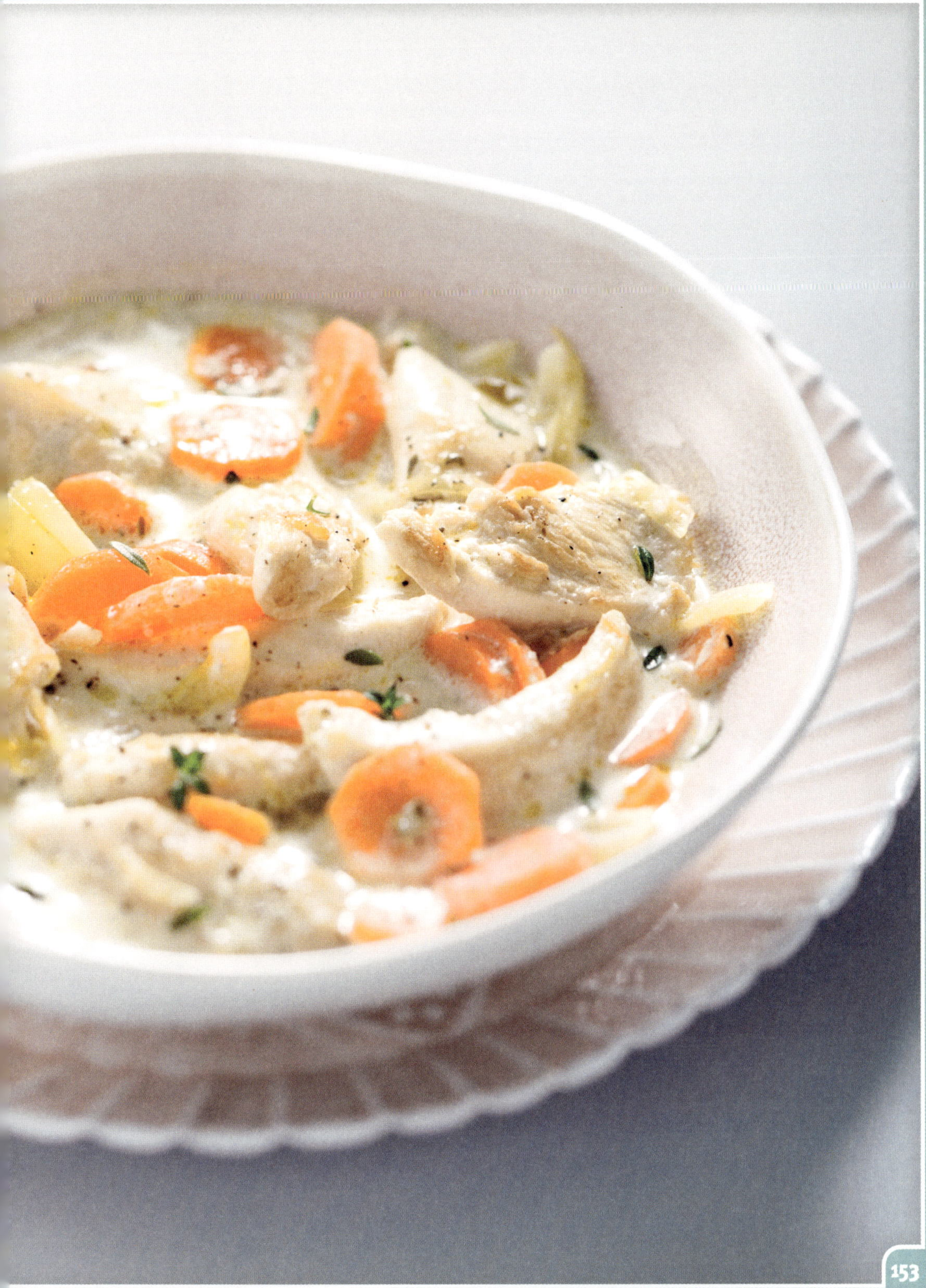

LAPIN AUX HERBES EN PAPILLOTE

INGRÉDIENTS POUR 1 PERSONNE :

- 1 cuisse de lapin
- 1 c. à s. d'estragon ciselé
- 1 c. à s. de persil ciselé
- 1 c. à s. de ciboulette ciselée
- $^1/_2$ gousse d'échalote
- Sel et poivre

1. Préchauffer le four à 180 °C (th. 6).
2. Faire revenir à sec la cuisse de lapin sur les deux faces dans une poêle à revêtement antiadhésif.
3. Déposer la cuisse de lapin dorée sur une feuille de papier cuisson.
4. Ajouter toutes les herbes et l'échalote émincée finement.
5. Saler et poivrer. Fermer la papillote et enfourner pour environ 40 min.

SAUMON AU FENOUIL BRAISÉ À L' ORANGE

INGRÉDIENTS POUR 1 PERSONNE :

- 125 g de pavé de saumon
- 250 g de fenouil
- 1 orange non traitée
- 1/2 oignon
- 1 c. à c. d'huile d'olive
- 1 pincée d'aneth
- Sel et poivre en grains

1. Prélever le zeste d'une moitié de l'orange, le hacher finement. Presser l'orange et diluer le jus avec 3 cuillerées à soupe d'eau. Éplucher et émincer l'oignon. Laver le fenouil et le couper en fines tranches.

2. Faire chauffer une sauteuse à revêtement antiadhésif avec l'huile, y faire revenir l'oignon et le fenouil.

3. Ajouter les zestes d'orange et le jus, puis couvrir et laisser mijoter 25 min à feu moyen. Ajouter éventuellement un peu d'eau en cours de cuisson si nécessaire. Saler et poivrer.

4. Pendant ce temps, couper le saumon en cubes, les faire dorer de chaque côté dans une poêle à revêtement antiadhésif à sec. Dresser les légumes puis les cubes de saumon poêlés sur une assiette. Décorer avec l'aneth.

SAUTÉ DE BŒUF À L'ASIATIQUE

INGRÉDIENTS POUR 2 PERSONNES :

- 300 g de rumsteck
- 1 gousse d'ail
- 2 pincées de gingembre
- 200 g de pousses de haricots mungo
- 2 c. à s. de sauce soja
- Le jus d'1 citron
- 1 petite branche de coriandre fraîche
- Sel et poivre

1. Couper le rumsteck en fines lamelles. Presser la gousse d'ail.
2. Faire revenir les lamelles de rumsteck à sec dans une poêle à revêtement antiadhésif avec le gingembre, les sortir et réserver.
3. Les remplacer par la gousse d'ail pressée, et la faire revenir jusqu'à ce qu'elle soit translucide.
4. Remettre les lamelles de rumsteck avec les pousses de haricots mungo, la sauce soja et le jus de citron. Saler et poivrer.
5. Laisser cuire pendant 5 min supplémentaires. Parsemer de coriandre fraîche et servir immédiatement.

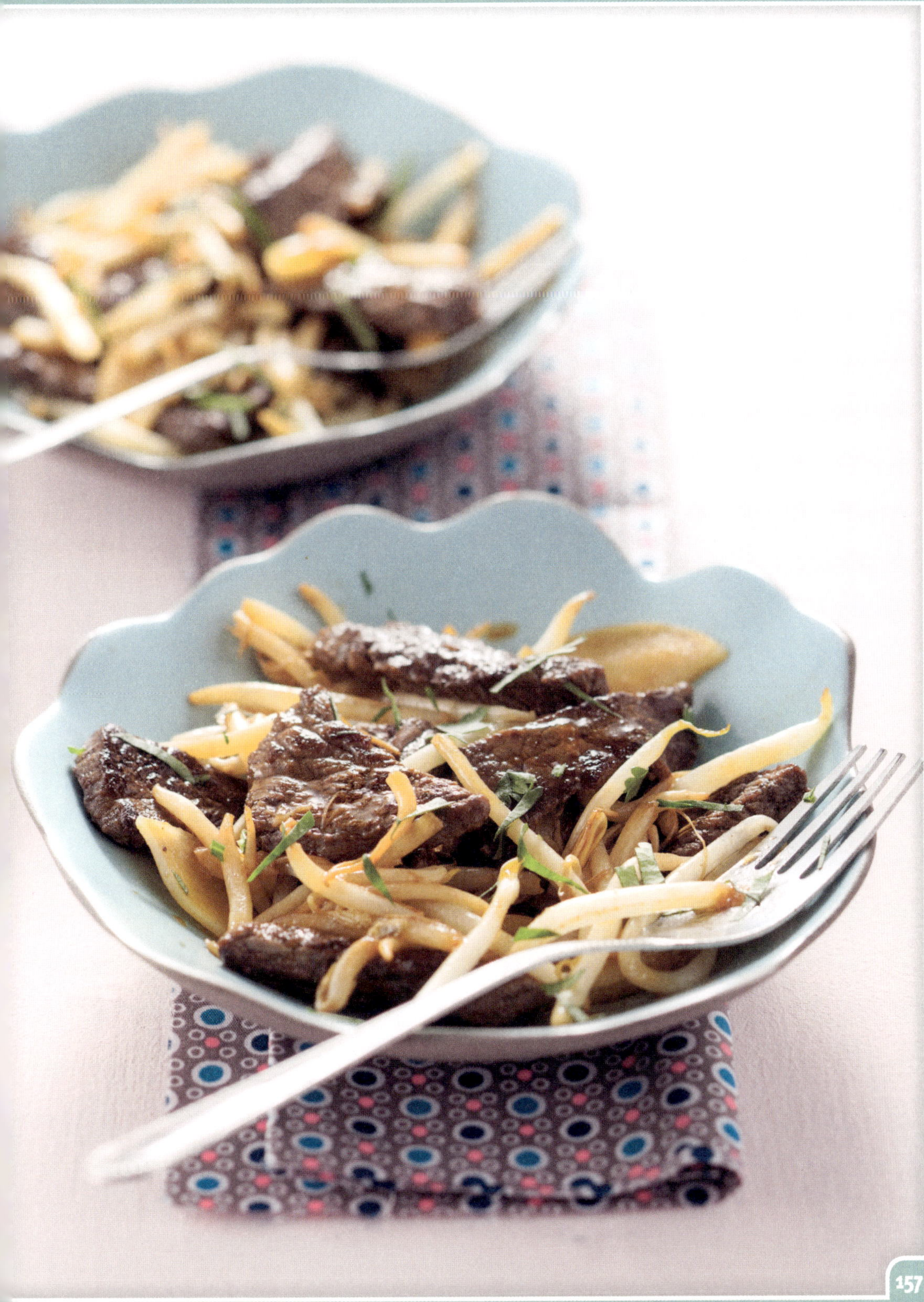

BO BUN AUX CREVETTES

INGRÉDIENTS POUR 1 PERSONNE :

- 160 g de crevettes roses décortiquées
- 1 carotte
- $^{1}/_{2}$ concombre
- 75 g de pousses de soja
- 1 c. à s. d'huile de sésame
- 1 c. à c. de sauce soja
- Quelques feuilles de menthe
- Quelques feuilles de coriandre
- Quelques feuilles de sucrine

1. Laver tous les légumes. Peler, râper la carotte et le concombre. Égoutter les pousses de soja.

2. Dans un bol, mélanger l'huile de sésame et la sauce soja.

3. Ciseler la menthe et la coriandre.

4. Dans une assiette creuse, disposer la sucrine, la carotte et le concombre râpés, les crevettes roses décortiquées, les pousses de soja et verser la sauce. Mélanger et décorer de feuilles de menthe et coriandre ciselées. Servir bien frais.

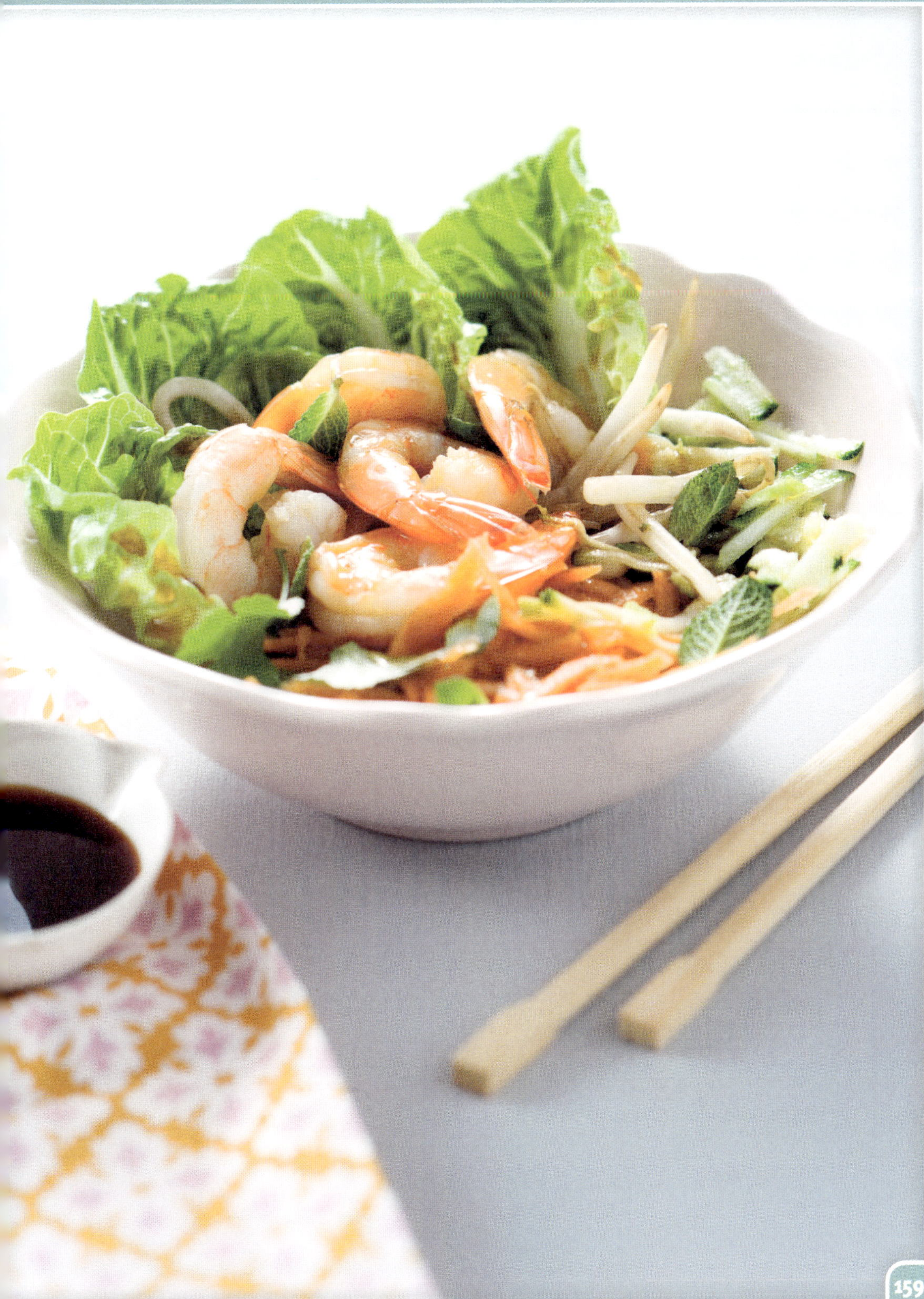

TAJINE DE LOTTE AUX FÈVES

INGRÉDIENTS POUR 1 PERSONNE :

- 150 g de lotte sans arêtes
- 2 pincées de gingembre
- 2 pincées de cumin
- 2 pincées de ras-el-hanout
- 1 c. à c. d'huile d'olive
- 1/4 de gousse d'ail
- 200 g de tomates pelées
- 240 g de fèves fraîches surgelées
- 1 c. à c. de coriandre fraîche
- Sel et poivre

1. Couper la lotte en tronçons réguliers, la faire revenir avec les épices et l'huile d'olive dans une cocotte à revêtement antiadhésif. Retirer les morceaux de lotte, réserver et les remplacer par la gousse d'ail pressée.

2. Lorsque l'ail est devenu translucide, remettre les tronçons de lotte, les tomates pelées avec un peu de leur jus et les fèves décongelées préalablement au four à micro-ondes.

3. Couvrir et laisser mijoter à feu doux pendant 20 min.

4. Saupoudrer de coriandre fraîche, saler et poivrer avant de servir bien chaud.

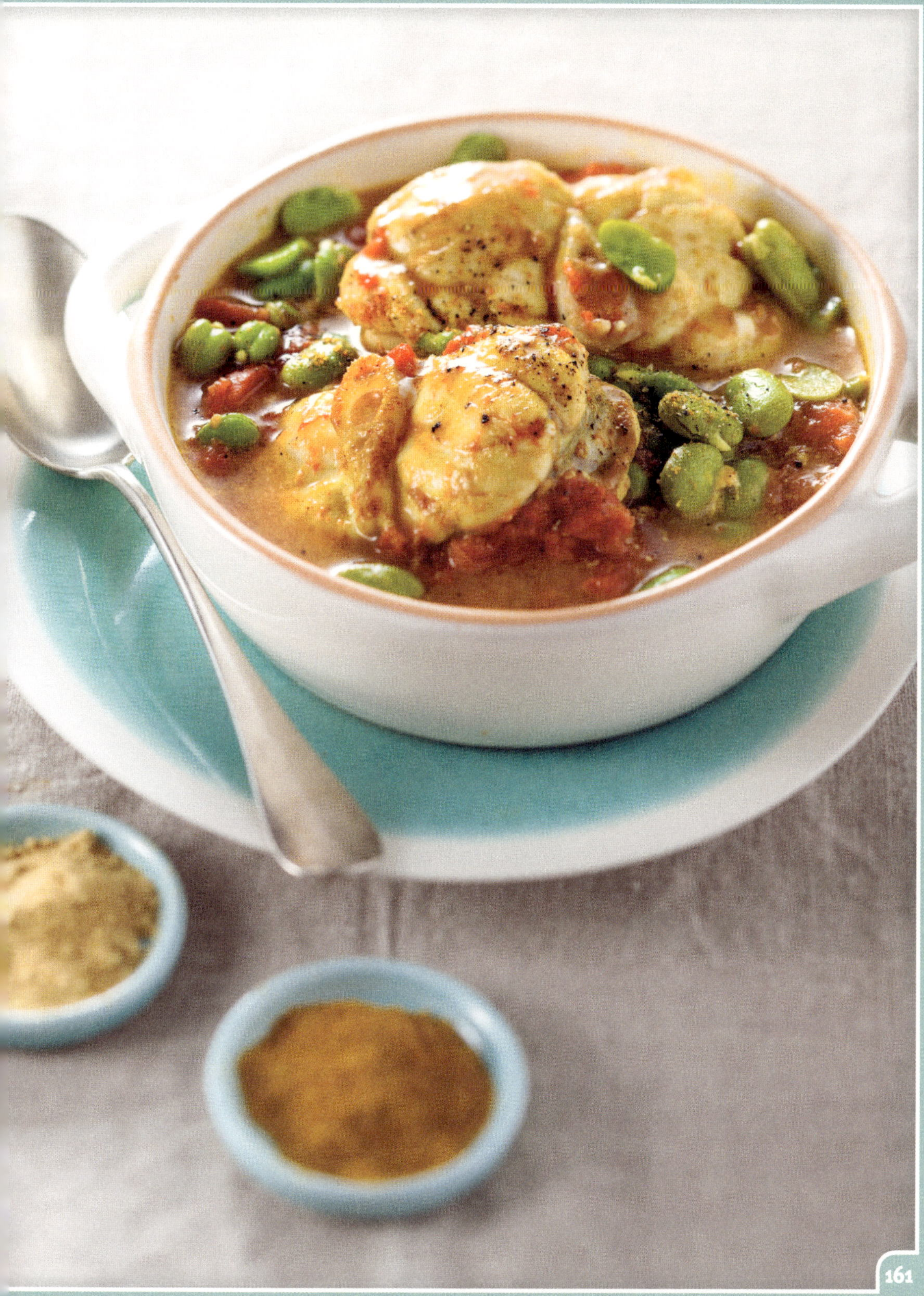

POULET AU VINAIGRE DE FRAMBOISE

INGRÉDIENTS POUR 4 PERSONNES :

- 300 g de filets de poulet
- 200 g de haricots verts
- 4 œufs
- 1 salade frisée
- 2 betteraves rouges cuites
- 1 oignon rouge
- 2 c. à s. d'huile de colza
- 2 c. à s. de vinaigre de framboise
- Sel et poivre

1. Équeuter les haricots verts et les laver sous l'eau froide. Les cuire à la vapeur pendant 5 min et les réserver. Faire cuire les œufs dans un grand volume d'eau salée pendant 10 min. Puis les plonger dans de l'eau très froide afin d'arrêter la cuisson et faciliter l'écalage. Les réserver au frais.

2. Découper les filets de poulet en lanières et les faire dorer dans une poêle à revêtement antiadhésif à sec. Réserver. Laver la salade frisée et l'effeuiller. Couper les betteraves en dés. Peler et hacher l'oignon rouge.

3. Dans un bol, mélanger l'huile de colza, le vinaigre de framboise et 2 cuillerées à soupe d'eau. Saler et poivrer. Répartir la frisée, les dés de betteraves, les haricots verts et l'oignon rouge dans 4 assiettes.

4. Disposer les lanières de poulet sur le dessus ainsi qu'un œuf dur coupé en deux par assiette. Arroser de sauce au vinaigre de framboise et déguster.

POULET SAFRANÉ À LA POMME

INGRÉDIENTS POUR 2 PERSONNES :

- 250 g d'escalopes de poulet
- 1 pomme
- 2 tomates
- 2 pincées de safran
- 2 c. à s. de crème fraîche
- 1 brin de coriandre
- Sel et poivre

1. Couper les escalopes de poulet en dés et les faire revenir à sec dans une poêle à revêtement antiadhésif.

2. Laver et éplucher la pomme. Couper les tomates en dés et râper la pomme. Les ajouter au poulet ainsi que le safran et mélanger. Laisser cuire 10 à 15 min.

3. Ajouter la crème, saler, poivrer. Poursuivre la cuisson 5 min.

4. Servir décoré de coriandre ciselée fraîche.

DESSERTS

PUDDING BANANE-CANNELLE

INGRÉDIENTS POUR 1 PERSONNE :

- 40 g de pain rassis
- ½ banane
- 150 ml de lait demi-écrémé
- 1 œuf
- 1 c. à s. de zestes d'orange
- 1 c. à c. de sucre
- 1 c. à c. de cannelle

1. Préchauffer le four à 180 °C (th. 6). Émietter le pain dans un saladier. Porter le lait à ébullition et le verser sur le pain.
2. Couvrir pour laisser le pain gonfler et ramollir pendant 5 à 10 min.
3. Éplucher la demi-banane et la couper en dés.
4. Battre l'œuf en omelette et le mélanger avec le pain. Ajouter les dés de banane et les zestes d'orange, le sucre et la cannelle.
5. Dans un ramequin allant au four et chemisé de papier sulfurisé, verser la préparation et faire cuire 45 min au four. Laisser tiédir, démouler et conserver au réfrigérateur. Servir bien frais.

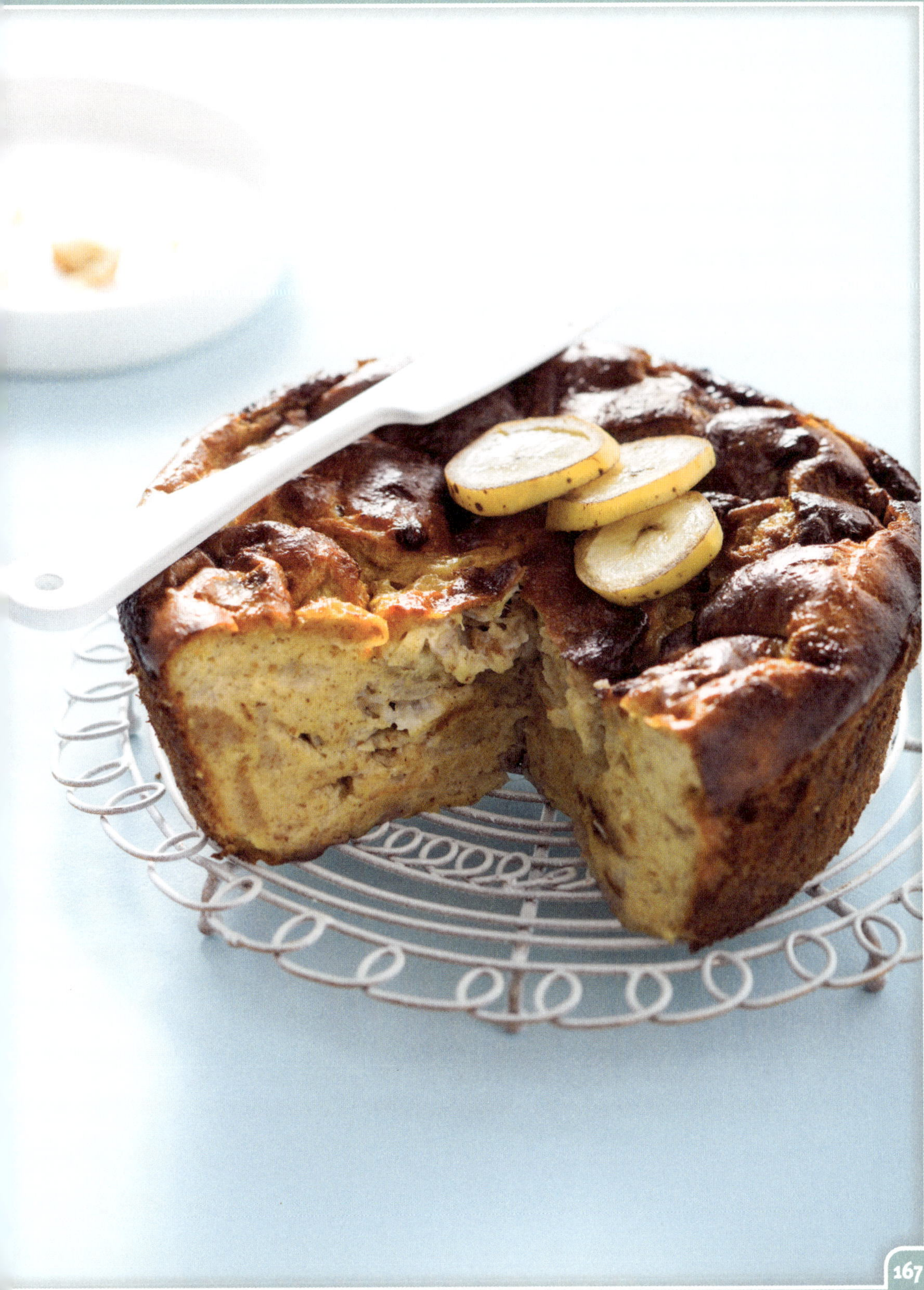

FLAN DE PAPAYE

INGRÉDIENTS POUR 4 PERSONNES :

- 1 papaye
- 2 œufs
- 7 c. à s. de sucre
- 2 c. à s. de farine
- 1 noisette de beurre
- 4 c. à s. de lait

1. Peler, nettoyer et découper la papaye en gros cubes. La plonger dans l'eau bouillante et légèrement salée pendant 10 min. Puis renverser les morceaux dans une passoire et couvrir avec une assiette de façon à laisser le tout s'égoutter.

2. À l'aide d'une fourchette, écraser les morceaux de papaye jusqu'à obtenir une texture onctueuse. Ajouter les œufs, le sucre, la farine, le beurre et le lait, tout en remuant la préparation.

3. Beurrer un moule rectangulaire, verser la compote obtenue et faire cuire au bain-marie dans le four chauffé à 150 °C (th. 5) pendant 30 min environ.

4. Laisser reposer et placer au réfrigérateur pendant 2 heures.

COMPOTE POMMES-PRUNEAUX

INGRÉDIENTS POUR 1 PERSONNE :

- 1 pomme
- 30 g de pruneaux dénoyautés
- Quelques zestes d'orange
- 150 ml d'eau riche en magnésium

1. Laver, éplucher et épépiner la pomme. La couper en dés et la mettre dans une casserole.
2. Couper les pruneaux en deux, les ajouter à la pomme.
3. Ajouter les zestes d'orange et l'eau, cuire à feu doux à couvert pendant 20 min.
4. Dès que les dés de pomme sont bien fondants, stopper la cuisson et mixer finement.
5. À consommer tiède ou froide.

YAOURT GLACÉ FAÇON *STRACCIATELLA*

INGRÉDIENTS POUR 1 PERSONNE :

- 1 yaourt nature classique
- 1 cm de gousse de vanille
- 15 g de chocolat noir
- 1 c. à s. de sucre en poudre
- 1 pincée de cannelle en poudre

1. Fendre la gousse de vanille et récupérer les graines à l'aide de la pointe d'un couteau.
2. Râper le chocolat sur une râpe à gros trous pour obtenir de gros copeaux.
3. Mélanger le yaourt avec le sucre, les graines de vanille, la cannelle et les copeaux de chocolat noir. Conserver quelques copeaux pour la décoration.
4. Verser la préparation dans une verrine, recouvrir de film alimentaire et placer au congélateur pendant 30 à 45 min, le temps que le yaourt se solidifie légèrement.
5. Déguster bien frais, décoré de quelques copeaux de chocolat.

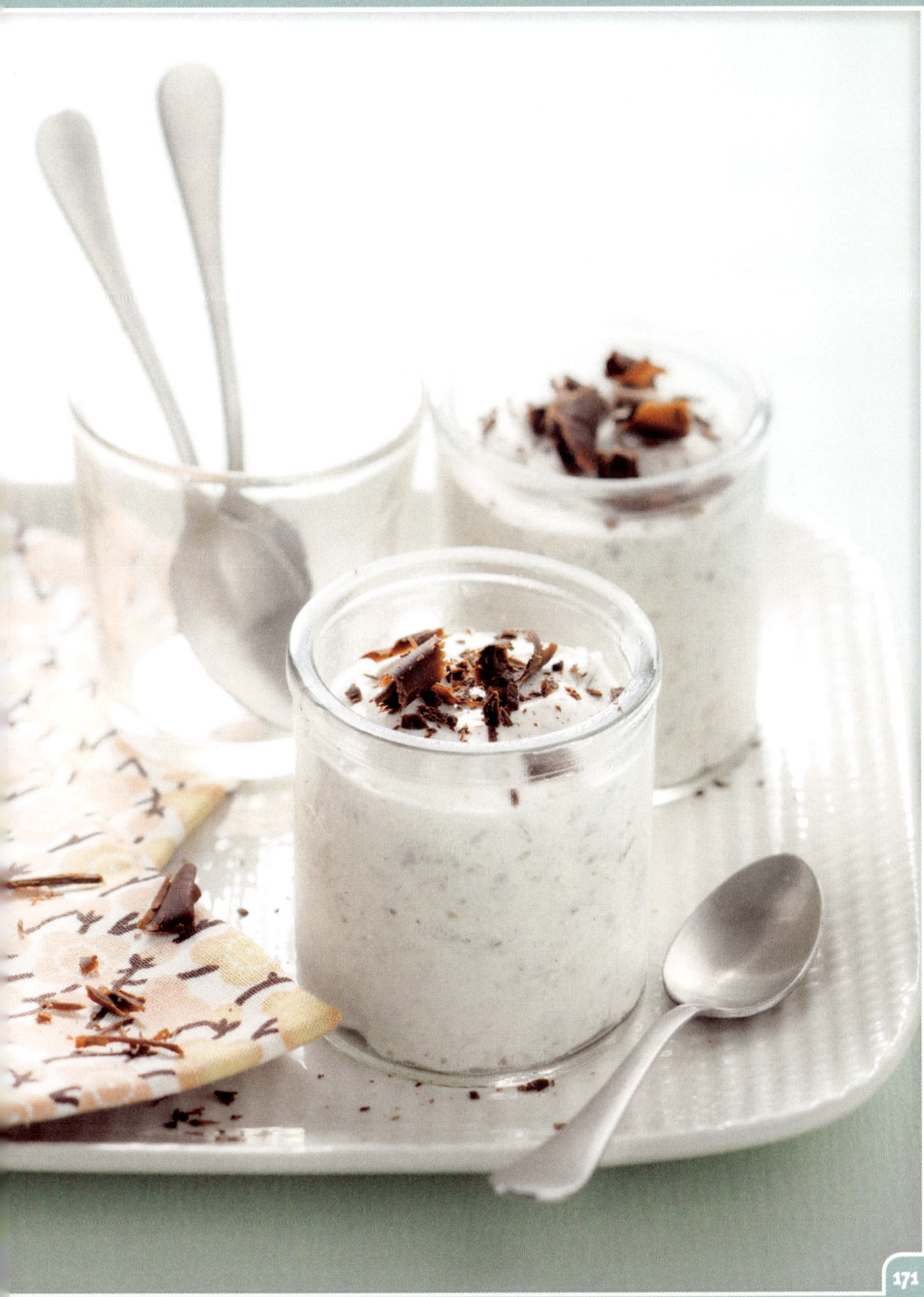

ABRICOTS RÔTIS AU FOUR

INGRÉDIENTS POUR 1 PERSONNE :

- 3 abricots
- Le jus d'1/2 citron
- 50 g de ricotta
- Quelques gouttes d'eau de fleur d'oranger
- 1 c. à c. de miel
- 1/2 c. à c. de fleurs de lavande comestibles (en épicerie orientale)

1. Préchauffer le four à 200 °C (th. 7).
2. Laver les abricots et les couper en deux. Retirer le noyau.
3. Mélanger le jus de citron avec la ricotta, l'eau de fleur d'oranger et le miel.
4. Farcir les abricots avec ce mélange et les envelopper dans une feuille de papier cuisson.
5. Enfourner dans un plat à gratin pour 40 min.
6. À la sortie du four, saupoudrer des fleurs de lavande et servir immédiatement.

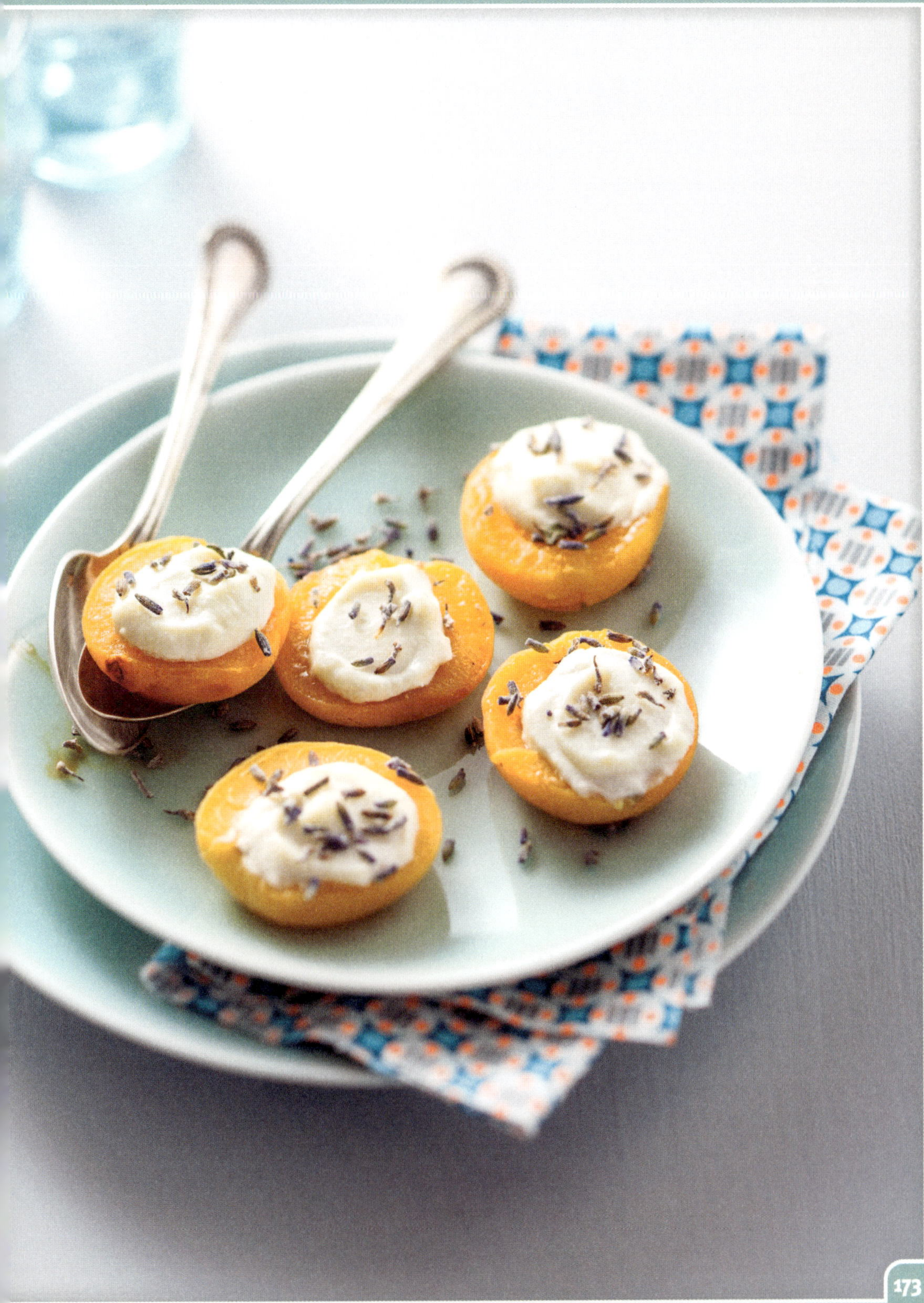

GÂTEAU ALLÉGÉ À L'ANANAS

INGRÉDIENTS POUR 8 PERSONNES :

- 440 g d'ananas en tranches au sirop léger
- 4 œufs
- 50 g de farine
- 50 g de fécule de maïs
- 1 sachet de levure
- 80 g de sucre en poudre
- 8 c. à s. de crème fraîche

1. Préchauffer le four à 210 °C (th. 7). Égoutter les tranches d'ananas. Dans un moule à manqué, déposer les tranches d'ananas dans le fond.

2. Dans un récipient, verser les jaunes d'œufs. Monter les blancs en neige dans un autre récipient avec un peu de sel et réserver. Ajouter la farine tamisée, la fécule de maïs, la levure et le sucre. Mélanger le tout. Ajouter ensuite la crème, mélanger. Incorporer les blancs en neige, mélanger.

3. S'il reste des tranches d'ananas, les couper en morceaux et les verser dans la pâte. Verser la préparation dans le moule et enfourner pour 35 min.

4. À la sortie du four, laisser refroidir. Démouler avant de servir.

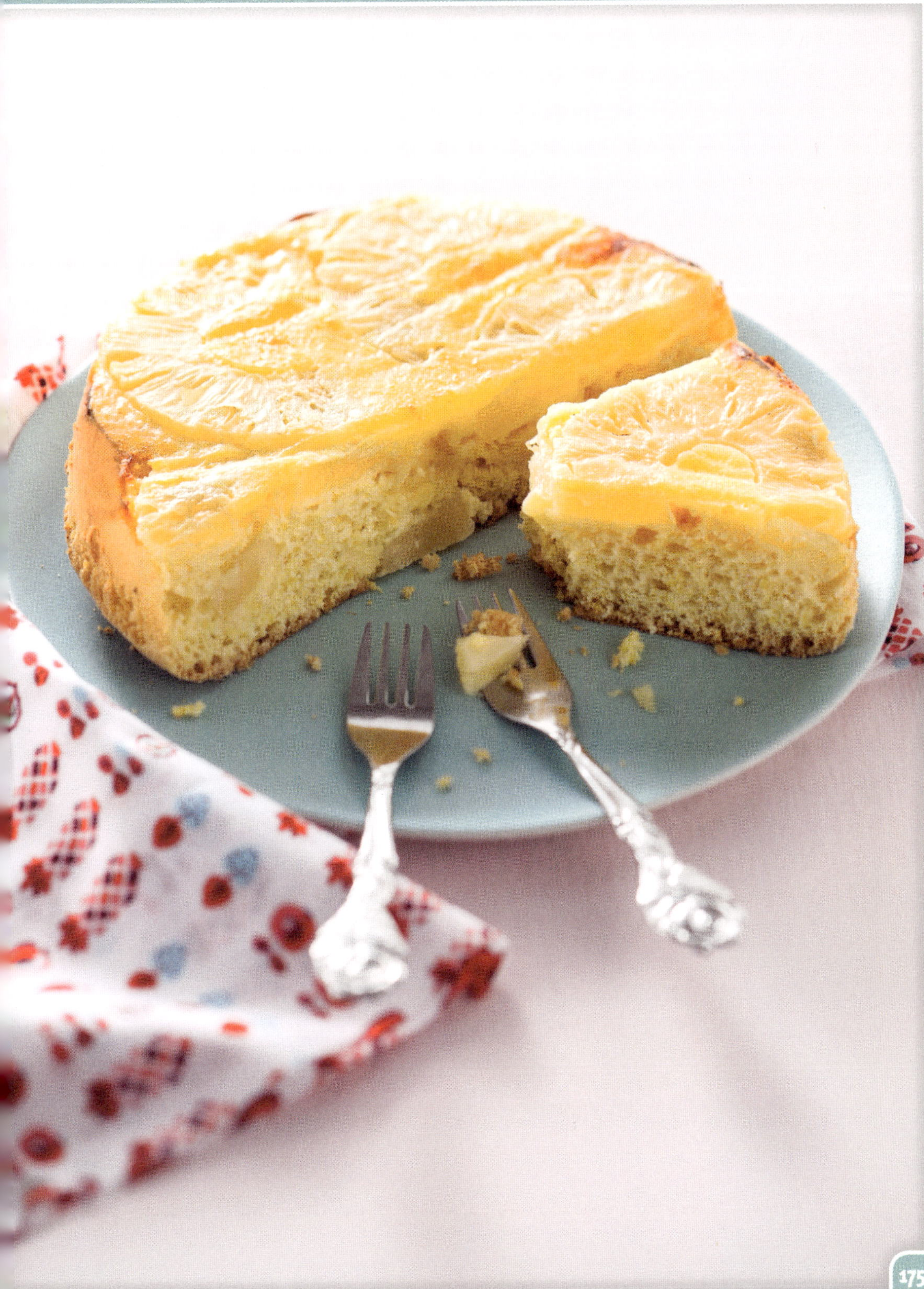

GRANITÉ AU KIWI

INGRÉDIENTS POUR 4 PERSONNES :

- 8 kiwis bien mûrs
- 4 c. à c. de sucre

1. Dans une casserole, diluer 150 ml d'eau et le sucre, et porter à ébullition.
2. Laver, peler les kiwis puis les mixer. Les passer au chinois.
3. Incorporer le sirop, puis disposer la préparation au réfrigérateur pendant 1 heure.
4. Le remuer tous les quarts d'heure.
5. Lorsque le gratiné commence à prendre, le placer au congélateur, le battre de temps en temps pour éviter la formation de cristaux.

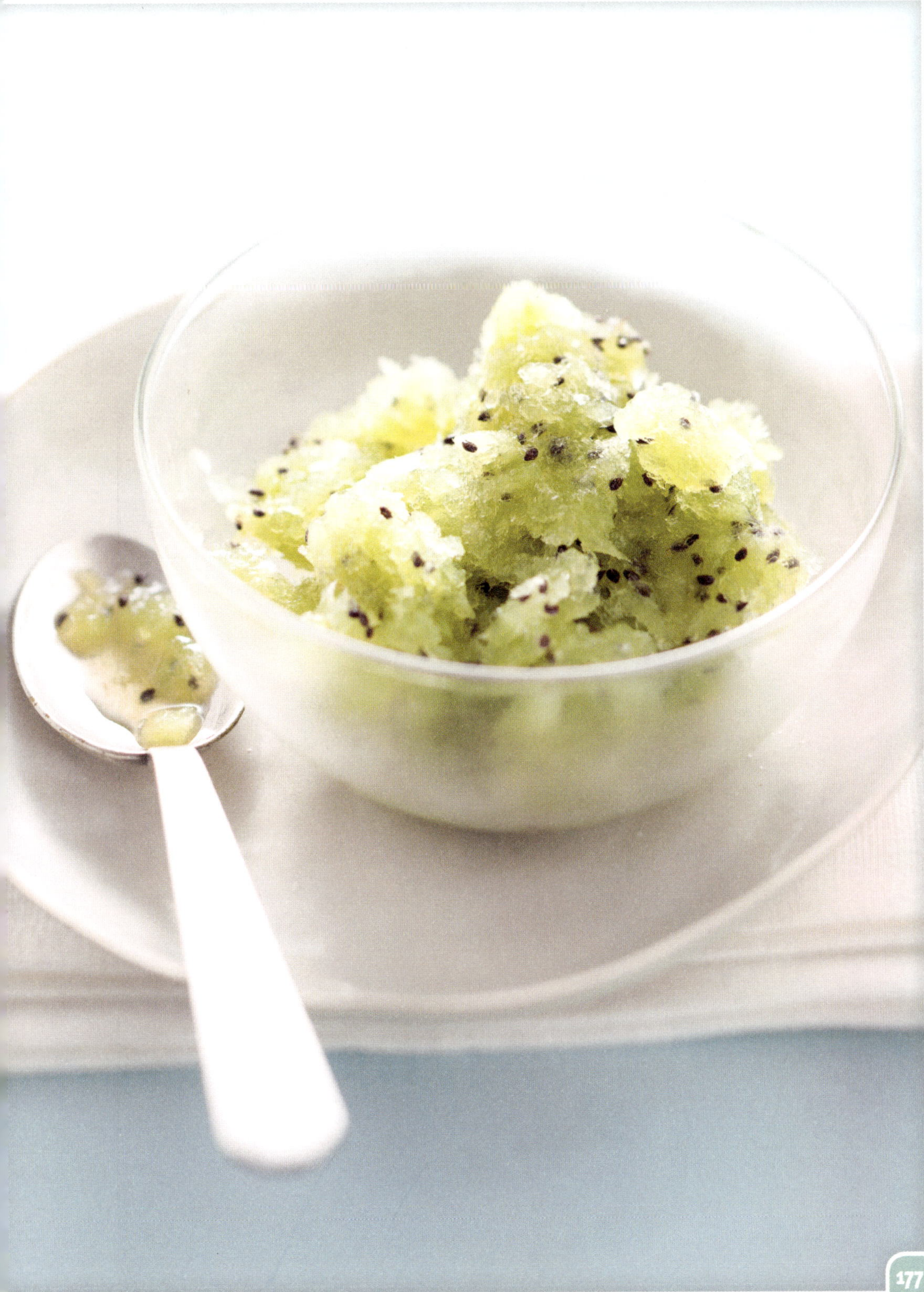

POIRES AU FOUR CHOCO-AMANDES

INGRÉDIENTS POUR 4 PERSONNES :

- 4 belles poires conférence
- 60 g de chocolat noir pâtissier corsé
- 2 c. à s. de poudre d'amandes
- 2 c. à s. de sucre cassonade

1. Préchauffez le four à 200 °C (th. 7).
2. Laver les poires, les couper en deux et retirer les pépins.
3. Placer au centre de 4 demi-poires, 2 carrés de chocolat noir, de la poudre d'amandes et du sucre cassonade.
4. Refermer les poires. Les placer dans un plat allant au four tapissé de papier cuisson.
5. Enfourner pour 30 min environ. Laisser tiédir avant de déguster.

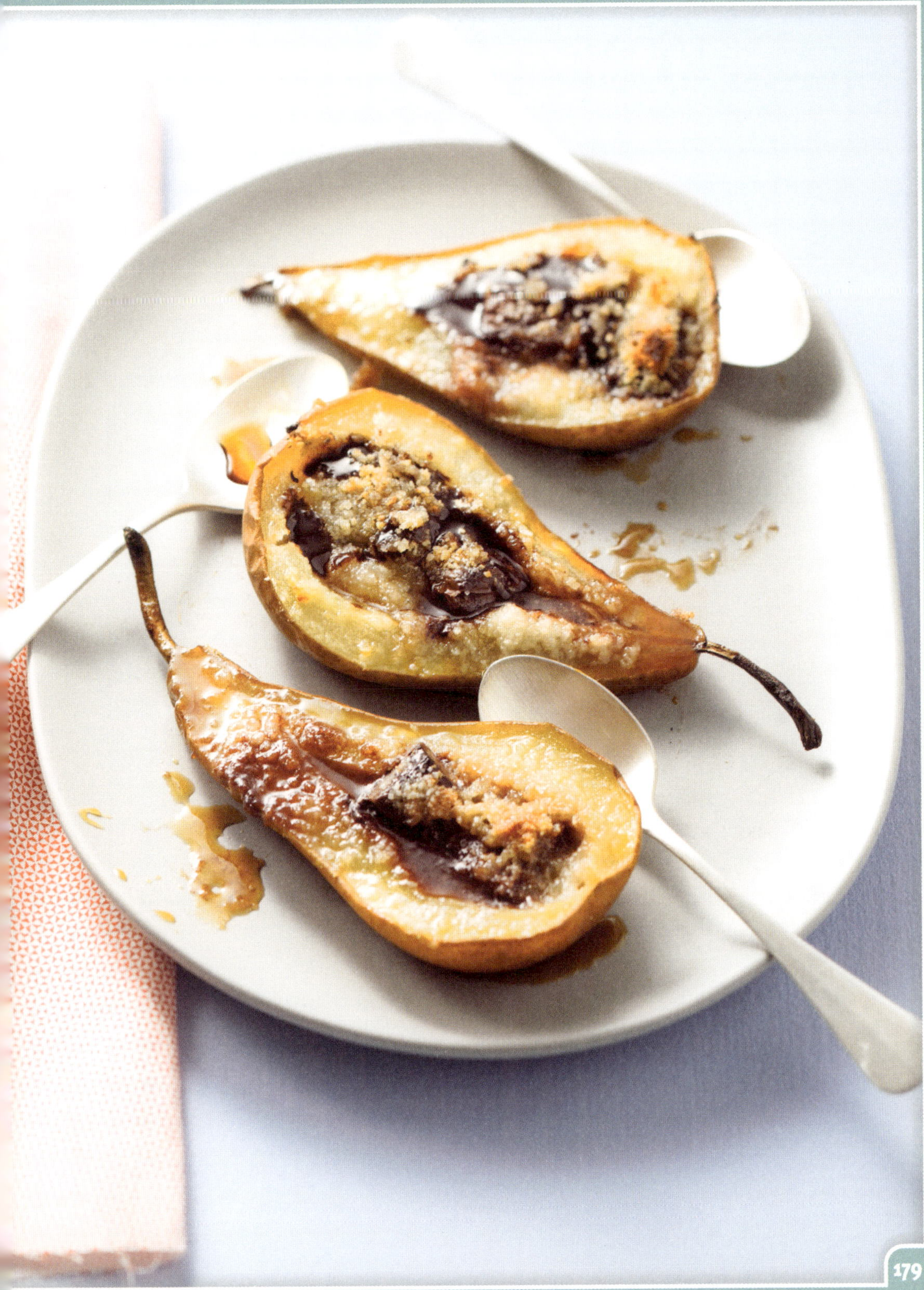

COMPOTÉE DE MYRTILLES FAÇON CRUMBLE

INGRÉDIENTS POUR 1 PERSONNE :

- 150 g de myrtilles
- 1 c. à s. de sucre en poudre
- 1 biscuit sec type Petit-beurre®

1. Faire cuire les myrtilles en sucrant à feu doux jusqu'à ce qu'elles soient bien fondantes.
2. Verser dans un ramequin ou une verrine et émietter le biscuit sur le dessus.
3. Déguster encore tiède.

MILK-SHAKE ANANAS-COCO ET SES FLOCONS

INGRÉDIENTS POUR 1 PERSONNE :

- 150 g d'ananas frais
- 1 yaourt nature à base de lait demi-écrémé
- 40 g de lait de coco
- 30 g de flocons d'avoine
- 1 pincée de cannelle
- 3 glaçons

1. Éplucher l'ananas en veillant à bien éliminer tous les yeux. Le couper en gros dés.
2. Mixer l'ananas avec le lait de coco, le yaourt et 3 glaçons.
3. Saupoudrer de flocons d'avoine et de cannelle.
4. Laisser gonfler quelques minutes et déguster aussitôt.

ENTREMETS VANILLE-CARDAMOME

INGRÉDIENTS POUR 2 PERSONNES :

- 300 ml de lait d'amande
- 2 gousses de cardamome
- 1 g d'agar-agar
- 1/2 gousse de vanille
- 30 g de sucre en poudre

1. Dans une casserole, faire chauffer le lait d'amande avec les gousses de cardamome préalablement ouvertes en deux, et la gousse de vanille grattée.

2. Porter à ébullition, puis laisser infuser hors du feu pendant 20 min minimum.

3. Retirer les gousses, puis ajouter l'agar-agar.

4. Remettre sur le feu vif pendant 1 min. Ajouter ensuite le sucre en pluie, puis verser la préparation dans deux ramequins ou verres transparents.

5. Laisser tiédir, puis placer au réfrigérateur pendant 30 min au moins avant dégustation.

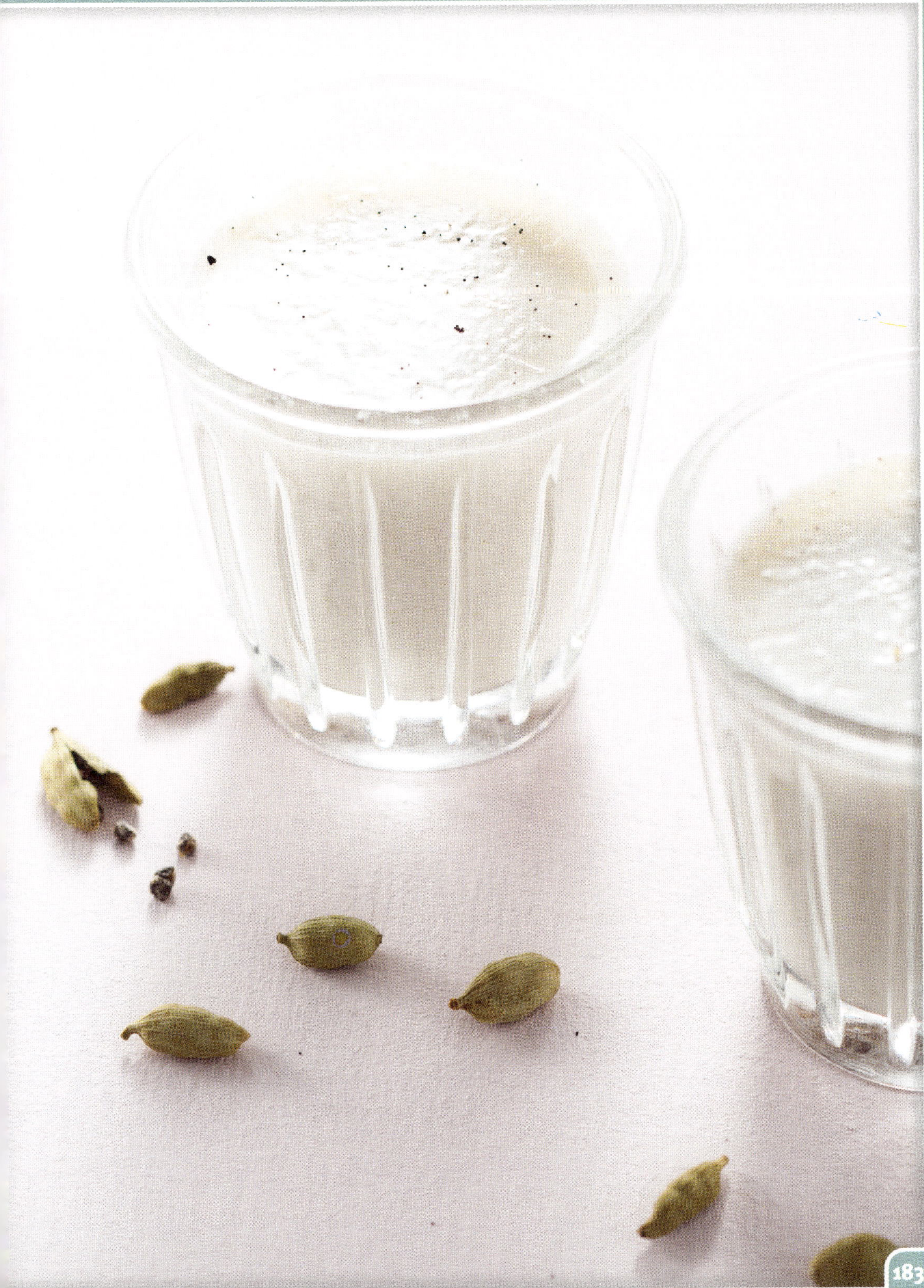

CRÈME AU CHOCOLAT ET FRUITS ROUGES

INGRÉDIENTS POUR 2 PERSONNES :

- 4 c. à s. de mélange de fruits rouges surgelés
- 300 ml de lait demi-écrémé
- 2 c. à s. de crème 15 % de MG
- 30 g de chocolat noir pâtissier
- 2 c. à s. de sucre en poudre
- 40 g de fécule de maïs

1. Si nécessaire, faire décongeler les fruits rouges quelques minutes au four à micro-ondes, puis les égoutter.

2. Faire chauffer le lait, la crème, le chocolat cassé en morceaux et le sucre en poudre à feu doux.

3. Une fois le chocolat bien fondu, délayer la fécule de maïs dans un bol avec un peu de lait chocolaté, puis verser le mélange dans une casserole.

4. Porter à feu doux et mélanger jusqu'à épaississement.

5. Disposer 2 cuillerées à soupe de fruits rouges dans des ramequins et recouvrir de crème au chocolat. Laisser tiédir, puis réserver au réfrigérateur avant dégustation.

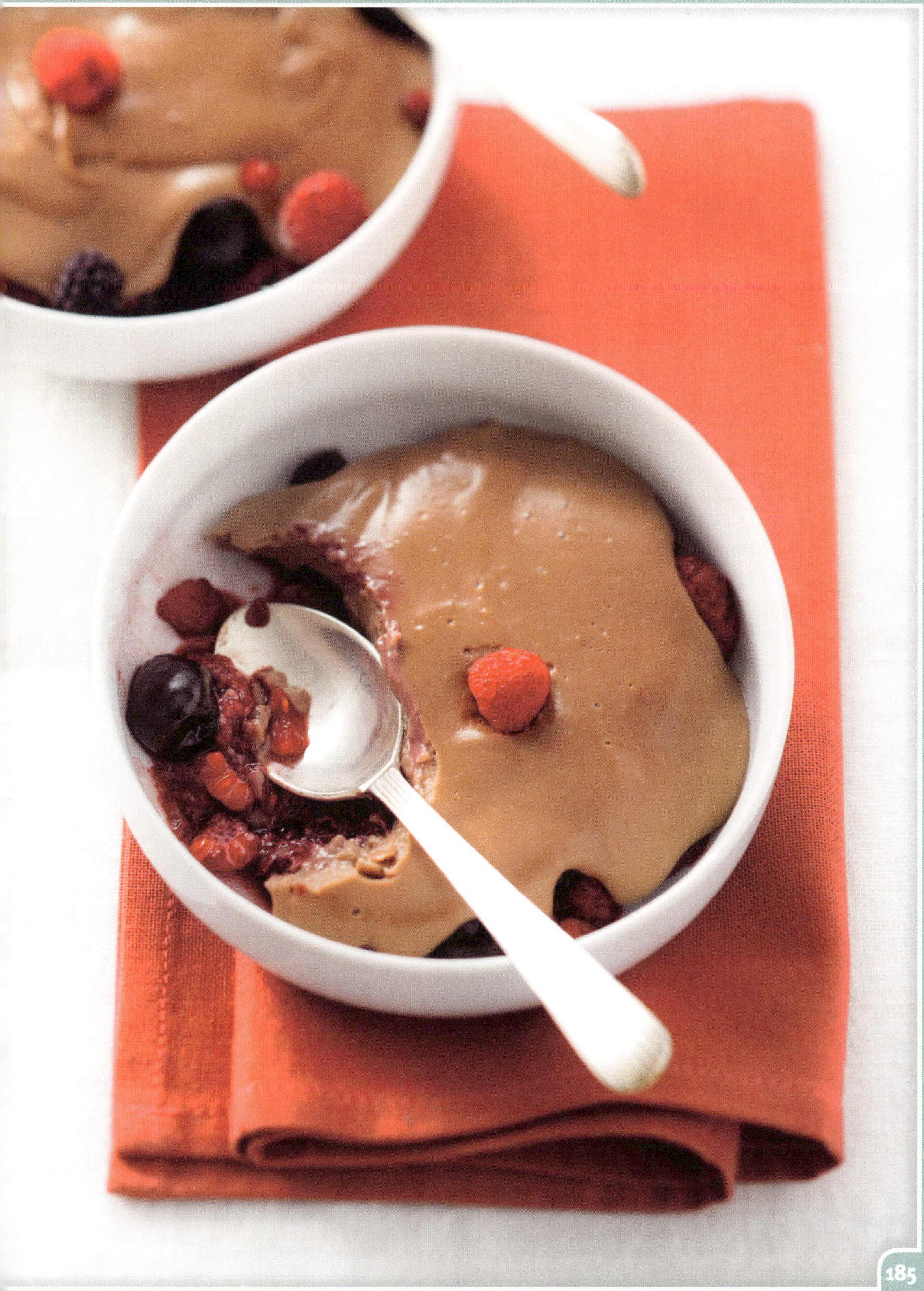

INDEX DES RECETTES

NOTES